Endoscopic
Third Ventriculostomy
Classic Concepts and a State-of-the-Art Guide

神经内镜下
第三脑室底造瘘术

原著 [巴西] Roberto Alexandre Dezena
主审 张亚卓
主译 赵 澎

中国科学技术出版社
·北京·

图书在版编目（CIP）数据

神经内镜下第三脑室底造瘘术 /（巴西）罗伯托·亚历山大·德泽纳原著；赵澎主译．-- 北京：中国科学技术出版社，2025.8. -- ISBN 978-7-5236-1074-9

Ⅰ . R742.705

中国国家版本馆 CIP 数据核字第 20245PE752 号

著作权合同登记号：01-2023-6272

First published in English under the title
Endoscopic Third Ventriculostomy: Classic Concepts and a State-of-the-Art Guide
edited by Roberto Alexandre Dezena
Copyright © Springer Nature Switzerland AG 2020
This edition has been translated and published under licence from Springer Nature Switzerland AG.
All rights reserved.

策划编辑	宗俊琳
责任编辑	王久红
文字编辑	张　龙
装帧设计	华图文轩
责任印制	徐　飞

出　　版	中国科学技术出版社
发　　行	中国科学技术出版社有限公司
地　　址	北京市海淀区中关村南大街 16 号
邮　　编	100081
发行电话	010-62173865
传　　真	010-62179148
网　　址	http://www.cspbooks.com.cn

开　　本	710mm×1000mm　1/16
字　　数	102 千字
印　　张	7.5
版　　次	2025 年 8 月第 1 版
印　　次	2025 年 8 月第 1 次印刷
印　　刷	北京博海升彩色印刷有限公司
书　　号	ISBN 978-7-5236-1074-9/R·3353
定　　价	98.00 元

（凡购买本社图书，如有缺页、倒页、脱页者，本社销售中心负责调换）

译者名单

主　审　张亚卓　北京市神经外科研究所
主　译　赵　澎　首都医科大学附属北京天坛医院
副主译　桂松柏　首都医科大学附属北京天坛医院
　　　　黄晓斌　昆明医科大学第二附属医院
　　　　李　斌　北京大学人民医院
　　　　王　兵　南华大学附属第二医院
　　　　应建有　清华大学第一附属医院
译　者　（以姓氏汉语拼音为序）
　　　　陈玉升　河南省人民医院
　　　　程建华　青岛大学附属医院
　　　　高　飞　南阳市第二人民医院
　　　　何海勇　中山大学附属第三医院
　　　　李　凯　北京大学国际医院
　　　　李　雄　首都医科大学附属北京朝阳医院
　　　　聂　丁　北京市神经外科研究所
　　　　任雅盼　北京市门头沟区医院
　　　　汤　可　中国人民解放军总医院
　　　　唐海涛　大庆油田总医院
　　　　王芙昱　解放军总医院第一医学中心
　　　　王　汉　中山大学附属第五医院
　　　　王明光　山东省临沂市人民医院
　　　　徐剑峰　绵阳市第三人民医院（四川省精神卫生中心）

杨　坤　东南大学附属中大医院
张茂柏　中国医学科学院肿瘤医院山西医院
张文毅　首都医科大学附属北京康复医院
钟　俊　绵阳市第三人民医院（四川省精神卫生中心）
周新管　山西省运城市中心医院
朱旭强　郑州大学第一附属医院

内容提要

本书引进自 Springer 出版社，以神经内镜技术在脑积水诊疗中的应用为核心内容，回顾了疾病诊治历史，归纳了技术进步，总结了理论发展，阐述了神经内镜技术在脑积水诊治中应用的方法、路径，详细描述了神经内镜第三脑室底造瘘术的理论基础、发展轨迹、技术特点及临床效果。本书内容实用，阐释简洁，图文并茂，有助于促进神经内镜治疗脑积水的创新和发展，可供国内广大神经外科住院医师及神经内镜初学者借鉴参考。

补充说明： 本书配套视频已更新至网络，读者可通过扫描右侧二维码，关注出版社"焦点医学"官方微信，后台回复"9787523610749"，即可获得视频链接，在线观看。

主审简介

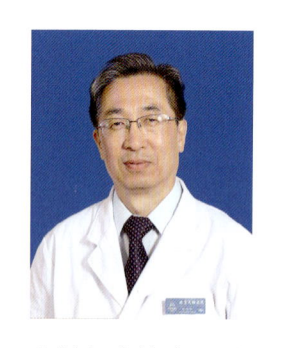

张亚卓　主任医师、教授，北京市神经外科研究所名誉所长，首都医科大学附属北京天坛医院教授，首都医科大学垂体腺瘤临床诊疗与研究中心主任，中国医师协会神经内镜医师培训学院院长。北京医学会神经外科分会主任委员，中国医师协会神经修复专业委员会主任委员，中国医师协会内镜医师分会副会长，中国医师协会神经内镜专业委员会主任委员，中国医药创新促进会脑神经药物临床研究专业委员会主任委员，中国医学装备协会智能装备技术分会副会长，世界华人神经外科协会主席，世界华人医师协会副会长，《中华神经外科杂志》总编辑。主要从事神经外科的基础研究与临床工作，在现代微创神经外科重要技术领域——内镜神经外科开展了大量的开拓性工作，是中国内镜神经外科的开创者及学科带头人；解决了颅脑中线深部、脑室系统、海绵窦肿瘤、颅内外沟通肿瘤的一系列技术难题，获得了重要的技术进步；在垂体腺瘤、脊索瘤、颅咽管瘤、颅底脑膜瘤等颅底复杂疾病和脑室、脑池疾病的内镜手术等领域，从临床研究到技术开发，取得了一系列成绩。承担国家级及省部级科研课题多项。发表 SCI 收录论文百余篇，培养博士研究生、硕士研究生 90 余名。

主译简介

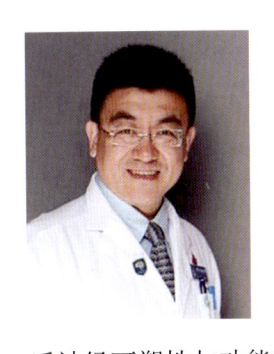

赵 澎 主任医师、副教授，硕士研究生导师。师从中国内镜神经外科开创者张亚卓教授。世界神经内镜联盟 IFNE 执委会委员，北京医学会神经外科分会神经内镜学组委员，欧美同学会神经内镜分会常务委员及科研办主任，中国研究型医院学会医学动物实验专家委员会副主任委员，中国医师协会神经修复专委会脑肿瘤术后神经可塑性与功能重建学组委员，中国民族卫生协会大众健康科普分会神经外科学组常务委员，中国垂体腺瘤协作组全国委员，欧美同学会神经肿瘤分会委员，中国生物化学与分子生物学会临床医学专业分会委员，国内外多种期刊编委及审稿人。2012 年赴美国亚利桑那州凤凰城 Barrow 神经科学研究所做高级访问学者，2016 年赴意大利那不勒斯费德里克二世大学医院神经外科和德国格赖夫斯瓦尔德大学医院做高级访问学者。2010 年获"北京市科技新星"，2020 年获"王忠诚神经外科青年医师奖"，2021 年获"首都医科大学科学技术进步三等奖"。承担国家级及省部级研究课题多项，获得授权国家专利 6 项。近年来，在国内外学术刊物上发表论文 30 余篇。

中文版序

脑积水的形成机制复杂，诊断和治疗仍是神经外科医生面对的重要挑战。现代医学技术的快速进步，促进了脑积水发生发展机制的研究，并为脑积水的治疗提供了更多安全可靠的方法。神经内镜手术作为一种创新的治疗手段，在脑积水治疗中发挥着越来越重要的作用。《神经内镜下第三脑室底造瘘术》为我们提供了一个全面、深入的视角，展示了这一领域的最新研究成果和技术进展。

本书对脑积水的历史背景、脑室系统的解剖结构、现代神经内镜技术的发展，以及第三脑室底造瘘术的具体操作技巧和适应证，进行了全面、详尽的阐述。这不仅为神经外科医生提供了一部实用的技术指南，同时也为初学者提供了一份全面的学习资源。我相信，无论是对有经验的医生还是初出茅庐的学者，本书都将带来极大的帮助和启发。

更重要的是，本书不仅是对技术的描述，更是对科学精神的探索和追求，鼓励读者思考如何更好地应用科学技术来解决实际问题，如何不断创新以推动医学的进步。我们相信，本书将激发更多医生去探索、去实践，为神经内镜手术在脑积水治疗中的应用开辟更广阔的道路。

我要推荐本书给所有的神经外科医生、学者及对神经科学感兴趣的人。希望它能带给您新的启示和灵感，引领您走向更加深入的研究和实践。

原 书 序

自神经内镜使用以来，治疗脑积水一直是其主要目标之一。100多年来，许多专家学者在内镜技术和治疗脑积水方面付出努力，以期改进该技术及其治疗效果。在过去20年，通过世界各地的神经外科专业大会、研讨会和学习班，不仅强化改进了这一手术技术，而且构建起一种关于脑脊液循环的病理生理新理念。过去的许多理论已经过时，内镜手术为治疗脑积水开辟了新道路。严格地说，这不仅涉及神经外科医生，还包括整个医疗团队，即负责成人和儿童重症监护的麻醉团队、内科和神经内科医生团队。2001年成立的国际神经内镜研究小组（International Study Group of Neuroendoscopy，ISGNE），后发展为国际神经内镜联合会（International Federation of Neuroendoscopy，IFNE），使大师经验被广泛传递和应用。毫无疑问，伴随新时代的开始，微创神经外科手术将会进一步发展。本书将在理论上进一步探索神经内镜手术治疗脑积水，以促进内镜的发展和应用。

Alvaro Cordoba, MD, FMUW
Montevideo, Uruguay

译者前言

在当今医疗科技快速发展的时代，神经内镜技术无疑是一颗璀璨的明珠。其以最小的创伤达到最佳的治疗效果，凭借微创、高效、省时的特点，赢得了患者与医生的一致好评。它不仅代表外科治疗的新理念，更是现代科学技术与医学完美结合的产物。

神经内镜下第三脑室底造瘘术（endoscopic third ventriculostomy，ETV）作为这一技术的经典代表，用于梗阻性脑积水的治疗，其历史可追溯至百余年前。早在1919年，Mixter医生就已尝试使用尿道镜经侧脑室进行第三脑室造瘘术。随着神经内镜设备及技术的不断进步，ETV已成为治疗梗阻性脑积水的首选手术方式，并逐渐得到全球神经外科医生的广泛认可和应用。

本书系统介绍了神经内镜技术在脑积水治疗中的应用，从基础理论到临床实践，内容深入浅出，对初学者来说是一部极好的指导手册。

作为译者，我们深感荣幸能够将这样一部作品呈现给读者。在本书翻译过程中，我们尽力确保内容的准确性和完整性，同时也尽量保留原文的风格和语境。对于中文翻译版中的不妥之处，敬请读者批评指正。

我们有机会向读者展示这一领域的深度和广度，要感谢原著者的辛勤工作和专业分享，以及审校者的宝贵意见。希望本书能对神经内镜技术的推广和应用起到积极的推动作用，为相关领域的医生和研究者提供有益的参考。

最后，我感谢所有为本书付出辛勤努力的人，感谢你们的付出和奉献。

原书前言

神经内镜下第三脑室底造瘘术是目前国际上开展较多的神经内镜手术技术之一，因此相关研究非常广泛。这项技术的深层次理论对所有从事神经内镜治疗脑积水的学者来说都是极其重要的。新的理论不断出现，特别是在治疗儿童脑积水的适应证方面。本书以一种贴近临床实际的方式整理并阐述了这些理论，不仅适用于该学科专家，也适用于那些从事神经内镜手术的初学者。全书分上、下两篇，上篇的第1章和第2章，讨论了经典概念，如脑积水的历史和治疗、脑室系统的解剖学和生理学；这些概念非常重要，因为它们是理解适应证的基础。下篇介绍了目前关于神经内镜技术的基础知识，这对手术的成功至关重要。其中，第3章和第4章介绍了内镜下脑室系统解剖和神经内镜手术的常规步骤等，这对任何神经内镜手术都非常有用；神经内镜下第三脑室底造瘘术，特别是手术适应证及其与电凝脉络丛方面的内容，在儿童患者中广泛使用，但仍存在争议，并且神经内镜下第三脑室底造瘘术的手术技术在第5章和第6章中进行了深入的讨论；第7章则介绍了神经内镜治疗梗阻性脑积水的新方法。书中阐述的内容远不是这些问题的最终定论，我们希望本书详尽且实用的内容可以给世界各地的神经外科医生带来启示和帮助。

Roberto Alexandre Dezena, MD, PhD
Uberaba, Minas Gerais, Brazil

献词　致我亲爱的妻子 Fabiana，我的和平与灵感之源。

目 录

上篇 经典概念

第1章 脑积水的历史和治疗 002
  一、脑积水概念的发展 002
  二、基于第三脑室的脑积水治疗 008
  三、神经内镜下第三脑室底造瘘术的进展 015

第2章 脑室系统的解剖学和生理学 023
  一、解剖学 023
  二、脑脊液循环的生理机制 028

下篇 现代技术

第3章 神经内镜脑室解剖 040
  一、基本概况 040
  二、侧脑室 041
  三、第三脑室 043

第4章 内镜神经外科基本原则 052
  一、基本概念 052
  二、基本技术 053

第5章　神经内镜下第三脑室底造瘘术（ETV）的一般原则 ………… 064
　　一、一般概况 ……………………………………………………………… 064
　　二、ETV 成功评分 ………………………………………………………… 065
　　三、患者年龄和脑积水病因的影响 ……………………………………… 066
　　四、ETV 和脉络丛烧灼术 ………………………………………………… 067

第6章　神经内镜下第三脑室底造瘘术（ETV）的手术技术 ………… 078
　　一、打开灰结节 …………………………………………………………… 078
　　二、Liliequist 膜 …………………………………………………………… 079

第7章　替代技术：神经内镜下经透明隔造瘘术（ETSPR）…………… 090
　　一、概述 …………………………………………………………………… 090
　　二、方法 …………………………………………………………………… 091
　　三、结果 …………………………………………………………………… 095
　　四、讨论 …………………………………………………………………… 099
　　五、结论 …………………………………………………………………… 103

上篇　经典概念
Classic Concepts

第 1 章 脑积水的历史和治疗
Historical Aspects of Hydrocephalus and Its Treatments

黄晓斌　李　斌　李　凯　应建有　任雅盼　**译**

一、脑积水概念的发展

（一）解剖学和生理学基础

脑积水这个词来源于希腊语"头"和"水"。Hippocrates（公元前 460—公元前 370 年）就提到了这种疾病，他的猜想是颅内液体集中在大脑以外；Hippocrates 也被认为首次实施脑室穿刺术[1]，Hippocrates 等先辈们也应该注意到患儿头颅体积增加的现象。在基督时代，文明的焦点从希腊转移到了罗马，在这个时候，Claudius Galen（129—217 年）凭借他丰富的解剖学知识，认识到脉络丛和脑室的重要性，并相信这些是"生命灵魂"（pneumapsychikon）的来源；他构想一种观点，浸泡大脑的液体是流动的，并能被筛板和垂体吸收；他对脑积水的描述与 Hippocrates 相似，但没有将这种现象与脑室扩张联系起来[2]；Galen 的理论在整个黑暗时代盛行，因为当时是不允许解剖尸体的。直到中世纪晚期，一些大学才偶尔允许进行解剖，如巴黎（1150 年）、博洛尼亚（1158 年）、牛津（1167 年）、蒙彼利埃（1181 年）和帕多瓦（1222 年）[3]。随着文艺复兴时期的来临，解剖逐渐普遍，基于解剖的新概念随之出现；毫无疑问，一个伟大的代表是 Leonardo da Vinci（1452—1519 年），他做了一项杰出的工作，即向脑室注射凝固剂，然后去除脑组织，从而建立了第一个脑室系统模型[4]。那个时期的另一个伟大的代表是 Andreas Vesalius（1514—1564 年），他在帕多瓦大学学习，在那里他完成了最著名的研究《人类的身体构造》（1543年），被许多后来的学者认为是科学史上最伟大的著作，它确定了人类解剖学和生理学之间的联系。Vesalius 描述了一个脑积水患儿，认识到液体在脑室系统内聚积，并猜测这种过量的液体引发了大脑的破坏，伴发脑积水[5]。如果说文艺复兴确立了解剖学的基础，那么 17 世纪就建立了医学的生理学基础。William Harvey（1578—1657 年）描述了血液循环，Thomas Bartholin（1616—1680 年）发现了淋巴系统，Thomas Willis（1621—1675 年）对大脑血液循环作了重要描述，并推测脑脊液分泌于脉络丛，并流入静脉系统[6]。尽管对体液的理解有所进步，但自古以来，关于脑室内的物质是气体还是液体，仍有大量的争论；直到 1764 年，才被定义为液体，Domenico Felice Antonio Cotugno（1736—1822 年）认为它是一种水性介质并存在于脑室系统中，而不是 Galen 认为的气体。在 17 世纪和 18 世纪，能展示脑积水现象的精美插图出现了[7, 8]（图 1-1 和图 1-2）。在 18 世纪，关于脑积水的理论知识在科学实验和详细临床观察的支持下不断发展。Franz de le Boë（1614—1672 年），也可称呼为 Franciscus Sylvius，以拉丁语的形式描述了中脑导水管，Antonio Pacchioni（1665—1726 年）描述了硬脑膜和蛛网膜颗粒[9]（图 1-3）和 Alexander Monro secundus（1733—

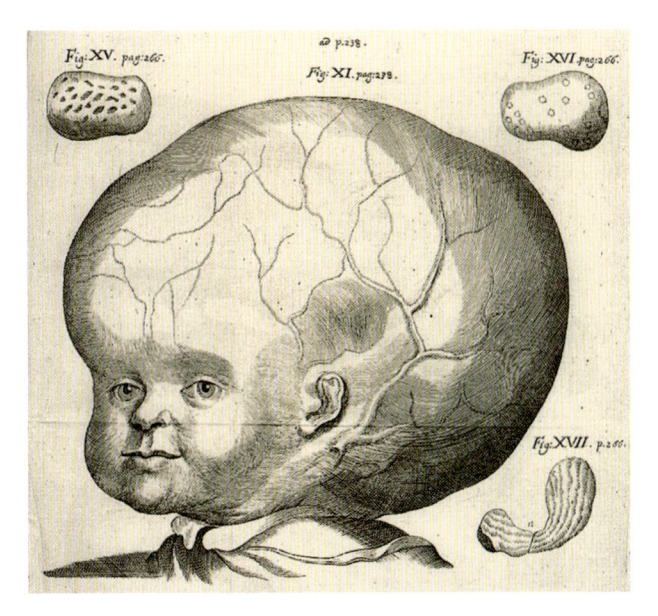

▲ 图 1-1　1 例脑积水患儿的精美插图，头皮静脉明显充盈（1696 年）
经许可转载，引自 Schroeck[7]

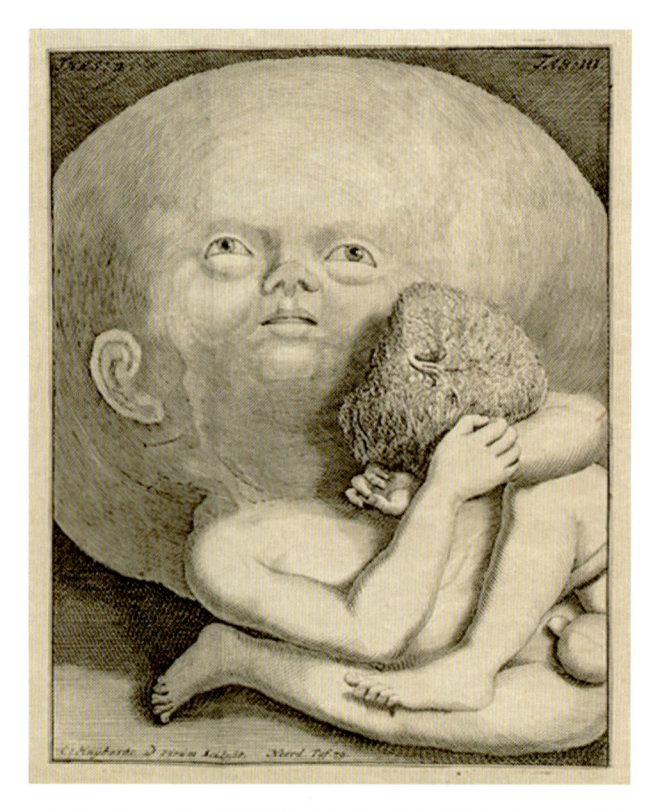

神经内镜下第三脑室底造瘘术
Endoscopic Third Ventriculostomy: Classic Concepts and a State-of-the-Art Guide

▲ 图 1-2　1 例罕见的脑积水患儿，怀抱部分胎盘（1702 年）
经许可转载，引自 Ruysch[8]

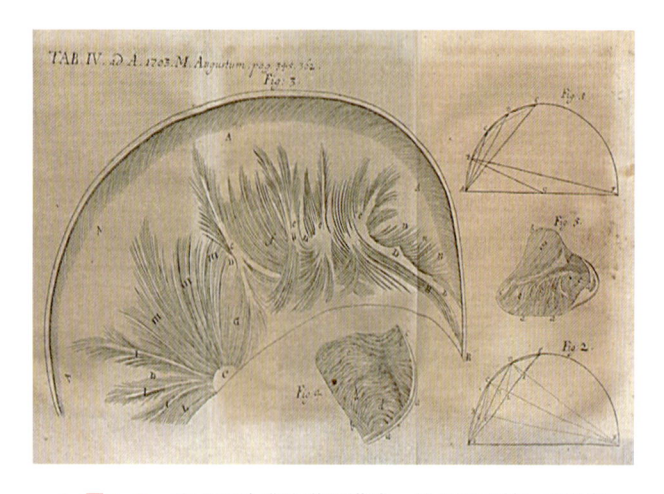

▲ 图 1-3　关于硬脑膜的详细描述，并发现了蛛网膜颗粒
经许可转载，引自 Pacchioni[9]

1817年）描述了室间孔，实验生理学的创造者 Albrecht von Haller（1708—1777年）从动物实验中描述了脑积水的病理生理学，Robert Whytt（1714—1766年）首次描述了脑积水的临床症状和颅内高压的后果，Giovanni Battista Morgagni（1682—1771年）是通过尸检来研究解剖和临床关系的先驱，在他1761年的著作 De Sedibus 中提供了对脑积水病理的详细描述[10]（图1-4），Jean Cruveilhier（1791—1874年）在神经系统研究中做出了重要贡献，包括脑

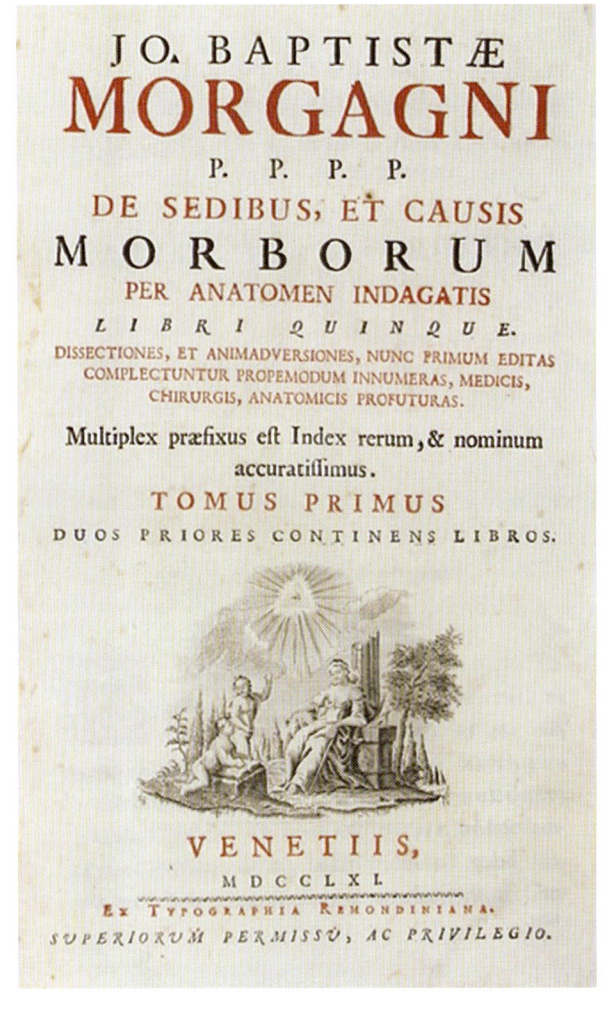

▲ 图1-4　*De Sedibus* 首页

经许可转载，引自 Morgagni[10]

积水的病理生理学[11]（图 1-5），François Jean Magendie（1783—1855 年）和 Hubert von Luschka（1820—1875 年）描述了第四脑室流出道；最后在 1876 年，基于 Axel Key（1832—1891 年）和 Magnus Gustaf Retzius（1842—1919 年）的卓越贡献，详细描述了蛛网膜下腔，并建立了脑脊液循环的动力学[2]。

（二）治疗尝试

脑积水没有明确有效的临床治疗手段。甘露醇、甘油等渗透药，以及可减少脑脊液产生的乙酰唑胺，仅能短暂缓解与脑积水相关的颅内高压。到 19 世纪末，脑积水的解剖、生理和临床基础理论已经建立起来，解决脑积水问题的必要性也变得迫切。脑积水是一种潜在致命和不可逆转的进行性疾病，在

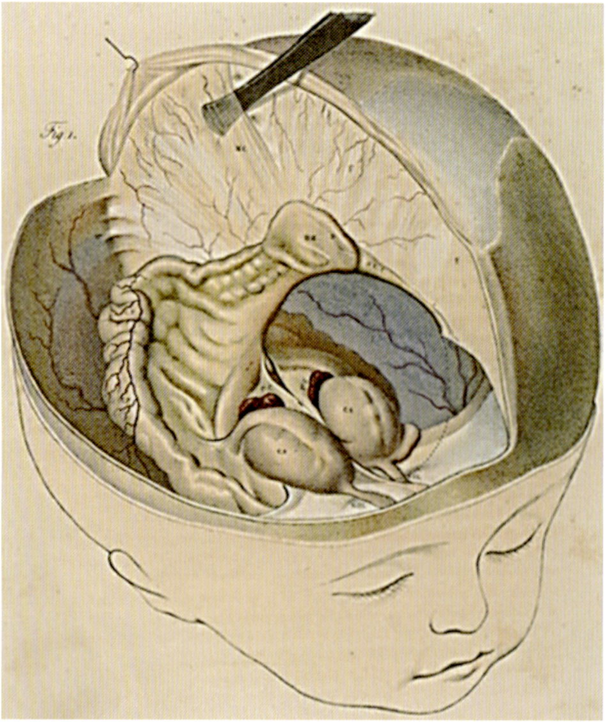

▲ 图 1-5　1 例 9 个月大的脑积水患儿，病因是脑膜炎，来自 Cruveilhier 的书，其中有画家 Antoine Chazal（1793—1854 年）绘制的 200 多幅插图
经许可转载，引自 Cruveilhier[12]

第 1 章 脑积水的历史和治疗
Historical Aspects of Hydrocephalus and Its Treatments

手术治疗出现之前，几乎没有任何方法可以阻止其进展。许多治疗方式都始于 William Williams Keen（1837—1932 年）（图 1-6），在 1888 年，他建立了持续脑室外引流术；Heinrich Irenaeus Quincke（1842—1922 年）在 1891 年提出使用间歇性腰椎穿刺；尽管 Keen 和 Quincke 进行了开创性的工作，但这些努力也仅仅是暂时缓解了疾病的病理进展。在这个阶段，Walter Edward Dandy（1886—1946 年）开始了他的研究，其结果将永远改变脑积水的治疗策略。在 1913—1929 年的一系列实验中，他建立了脑积水的真正动态病理学，并总结归纳了病因治疗的原则；1918 年，他用 X 线片进行了脑室造影检查，首次为患者在手术前后观察和测量脑室提供了机会；Dandy 进一步利用染色的方法研究了脑脊液循环并进行分类，将染料注射到脑室，如果能弥散到腰椎蛛网膜下腔为交通性脑积水，如果不能则划分为梗阻性脑积水。1918—1922 年，Dandy 建立了治疗脑积水的 3 个原则，从确定脑积水的类型开始（交通性或梗阻性）。在梗阻性脑积水中，脑室液体应通过第三脑室造口术引流到大脑底部的蛛网膜下腔，在那里它将被自然的生理过程吸收。在交通性脑积水中，应进行手术破坏脉络丛，将脑脊液的产生减少到可以被受损的吸收系统吸收的容量[13, 14]。在建立了这些原则后，开发了各种技术来进行第三脑室造口术以达到内部转移脑脊液的目的。第一个是由 Dandy 自己在 1922 年描述的，是通过额下入路和切开正常的视神经进行[15]。1947 年，一种新的生物相容性合成材料硅胶的引入，改变了 Dandy 建立的脑积水治疗方法。1949 年，Frank Nulsen（1916—1994 年）和 Eugene Spitz（1919—2006 年）引

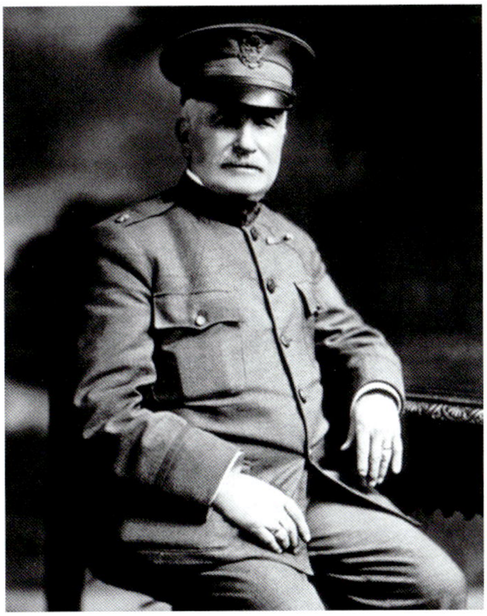

▲ 图 1-6 William Williams Keen（1837—1932 年），美国第一位脑外科医生，由美国摄影师 Theodore Christopher Marceau（1859—1922 年）拍摄

007

入了分流术的概念，作为一种治疗脑积水的新方法，将脑脊液引流到心房和腹腔[16]。1955 年，John Holter（1916—2003 年）引入了单向阀系统，这一系统的灵感是受到他儿子 Casey 因脊髓脊膜膨出后脑积水的并发症而死亡的启发[17]。因为神经内镜相关并发症的高发生率，分流技术成了脑积水治疗的标准。在那个时期，无论是否使用内镜，第三脑室底造瘘术都被排斥，被认为是一种过时的技术而很少被使用[2]。

二、基于第三脑室的脑积水治疗

从理论上讲，脑积水最好的外科手术方案是模仿自然过程，从蛛网膜下腔分流到上矢状窦，开启压力为 70mmH$_2$O。如果有分流管的置入，它应由生物相容性材料制成，从侧脑室额角分流到上矢状窦。另一种选择是带有抗虹吸机制的脑室 - 腹腔分流系统，开启压力同为 70mmH$_2$O，同样由生物相容性材料制成[18]。第三脑室底造瘘术使第三脑室与蛛网膜下腔的沟通成为可能，现阶段它是通过内镜进行的，然而最初的试验是通过导尿管进行的。该手术成功的基本前提是蛛网膜颗粒到矢状窦的通路是畅通的。这种情况不会发生在交通性脑积水的患者中，如脑膜炎、蛛网膜下腔出血，以及系统发育不良或脑室扩大本身导致基底池阻塞的新生儿等[19]。因此，第三脑室底造瘘术适用于梗阻性脑积水[20]；下面将详细介绍该技术的发展过程，最终在神经内镜下第三脑室底造瘘术（ETV）中达到顶峰。

（一）第三四脑室间造瘘术

Dandy 于 1920 年首次尝试将打通中脑导水管作为治疗梗阻性脑积水的根治方法[13]。他认为，将广泛狭窄重建并保持通畅是非常有难度的，脑室造影也不能判断狭窄情况，因此在所有患者中都应适用该手术。手术方法包括通过第四脑室置入导管，打破脑导水管的粘连，到达第三脑室；除与导水管接触的部分外，导管在多个部位有孔，并锚定在枕骨大孔硬脑膜上。导管在留置 2～3 周后被移除，届时通道应该已经重新开放。Dandy 使用这种技术治疗了 2 例患者，其中 1 例在术后 7 周死于肺炎，另 1 例在术后 1 年仍状态良好[13]（图 1-7）。Leksell 于 1949 年指出，导水管狭窄虽然在解剖上改变微小，但却是一个难以治疗的神经外科问题。在他的研究里，71 例非肿瘤性脑导水管梗阻患者中，62 例接受了手术，但在症状缓解和死亡率方面均令人失望。尝试了多种手术技术后，Dandy、Hyndman 和 Torkildsen 提出了脑室脑池造口术，临时导水管插管，将导管插入导水管，以及探索性开颅手术。他确认，直接进入导水管的方法耐受性良好，风险低，但最终结果取决于脑脊液通道的通畅情况。从那时起，他提倡一种使用螺旋形管的导水管重建技术。通过一个小的颅后窝开颅术，一个长 30mm、直径 3mm 的螺旋导管通过另一根导管进入导水管并留在那里，而导管在手术结束时被移除。行此手术的 13 例患者中 4 例死亡，2 例病情无改善，7 例恢复良好[21]。

1966 年，Elvidge 在 44 例尸检中发现了 29.5% 的导水管狭窄。他发现在儿童中对导水管进行探查和置管是一种危险的操作，于是放弃了这项操作。然而，其中部分患者达到青春期或手术风险降低的年龄。在他的文章中，他报告了 10 例采用橡胶或塑料管导水管置管术治疗的患者的长期结果。手术通过颅后窝开颅经第四脑室进行。10 例患儿中 1 例为 7.5 月龄，1 例为 5 周龄，其余均＞ 5 岁，其中 8 例留置导管，1 例于 16 天后拔除，1 例未留置。2 例患者术后死亡，其中 1 例死因为全身感染未置管，另外 1 例死因为硬膜外血肿。

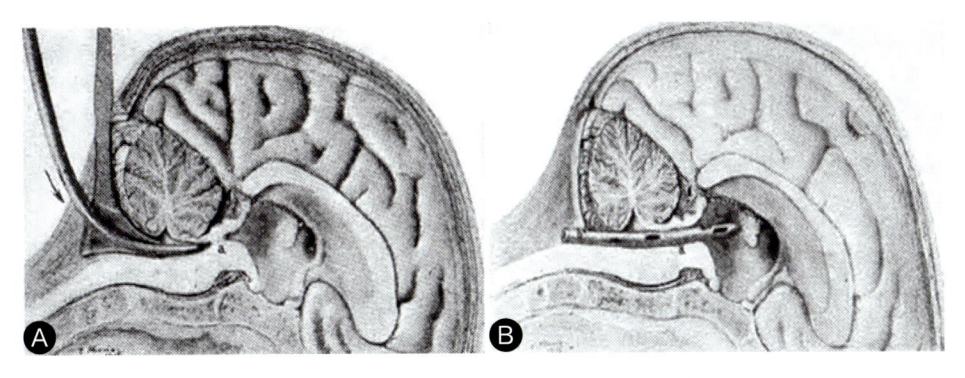

▲ 图 1-7　首次尝试治疗导水管狭窄的示意
经许可转载，引自 Dandy[13]

此外，存活的 8 例患者中，1 例于 2.5 年后因非疾病原因死亡，其余 7 例均长期生存。他的结论是手术是可行的，携带者可以成长到成年，直到症状开始影响到生命，然后可以通过室间造口术治愈[22]。在 20 世纪 70 年代，受到动脉导管术问世的鼓励，Cuatico 和 Richardson 在 1979 年提出了可以经皮穿刺将导管通过脑积水患者广泛开放的前囟置入的想法。在透视控制下，他们将血管造影导管引入侧脑室，并经导水管进行的同步脑室造影引导。患儿症状立即好转，但几天后又复发。他们使用更精准的导管重复了两次上述的操作，但短期内获得的良好效果持续时间不超过几天。他们报告说，虽然没有出现永久性并发症，但患儿父母不允许进行第 4 次尝试。患儿被转至另一家医院，在那里接受了分流手术和随后的几次修正[23]（图 1-8）。Avman 和 Dinçer 于 1980 年报道了 1 例 35 岁女性患者，该患者有头痛病史，检查时显示脑干和颅内高压的体征。气脑造影显示脑导水管阻塞。颅后窝探查发现静脉畸形导致的导水管阻塞。通过导水管放置导管使脑脊液循环正常后，患者正常生活了 15 年[24]。Backlund、Grepe 和 Lunsford 于 1981 年发表了他们通过立体定向技术对导水管插管的经验。术前通过向腰椎间隙注入空气进行脑室造影，以勾画第四脑室和梗阻的导水管尾侧部。放置立体定向头架，患者仰卧位，在中线附近进行额部钻孔术。注射脑室内对比剂来勾画第三脑室的后部。叠加的放射学图像（气脑图和脑室图）显示第三脑室的后部和狭窄的导水管尾部。术中置入 1.5~2.0cm 的 Teflon 管，将两腔连接在一起，并留置在那里从而重建室间交通。7 例患者共行 13 次手术。其中 4 例 Teflon 管位置良好，3 例脑积水控制良好[25]。Laprat 等在 1986 年指出，根据他们的经验，通过心理学评估结果显示，在儿童期接受外分流治疗的年龄 5 岁优于 10 岁。他们将此归因于脑脊液通道功能障碍导致的反复发作的颅内高压会在他们生命早期产生脑损伤，从而导致他们以后无法正常生活。由于这些问题（反复的通道修复和心理健康恶化）的存在，应尽一切努力在早期恢复脑脊液循环的正常通路，以实现脑积水的代偿和恢复儿童的脑脊液循环通路。出于这一目的，他们描述了一种经第四脑室的导水管插管技术，即引入双通导管以重

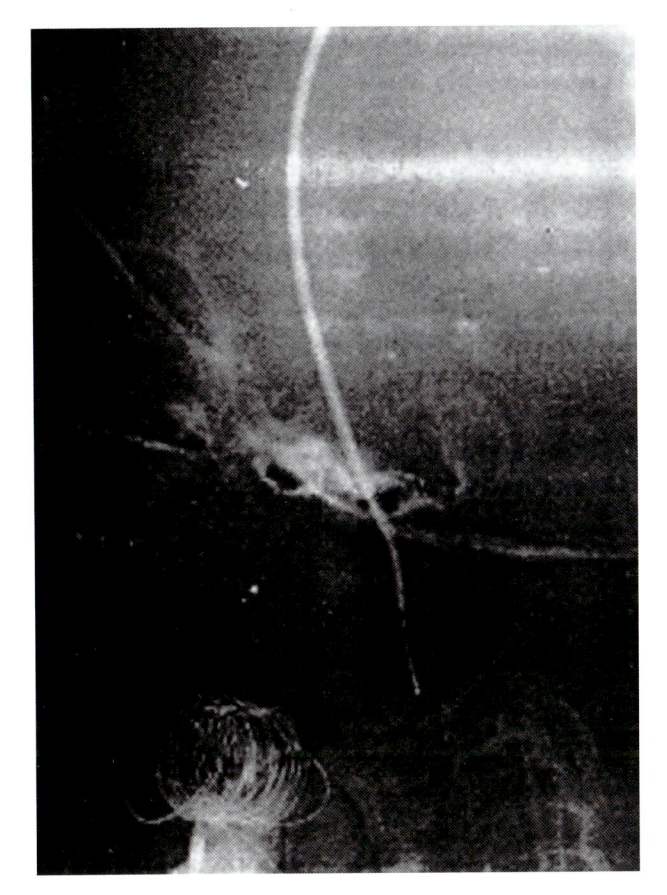

第 1 章 脑积水的历史和治疗
Historical Aspects of Hydrocephalus and Its Treatments

▲ 图 1-8　X 线检查中螺旋管的图解
经许可转载，引自 Cuatico 和 Richardson[23]

建脑脊液循环（Lapras 导管）。导管一端在第三脑室，另一端在第四脑室，导管保持固定。共行手术 77 例，其中死亡 3 例，1 例死于脑膜炎，1 例死于肺不张，1 例死于与手术技术直接相关的弥漫性脑干出血。并发症方面，神经功能恶化 1 例，丧失活动能力；帕里诺综合征 5 例，术后均未完全恢复；假性脊膜膨出 12 例；发生导管移位 4 例，均为未使用 Lapras 导管。77 例患者中，39 例脑积水得到控制，30 例需行外分流术，3 例死亡，5 例结果未定[26]。

（二）开颅第三脑室底造瘘术

Dandy 于 1922 年首次描述了经额下入路的第三脑室底造瘘术。它涉及具有技术挑战性的手术，需要牺牲一部分视神经。手术入路由外侧到达脚间池，并穿孔于第三脑室底后部。该技术被用于治疗 6 例患儿[15]。1945 年，Dandy 描述了一种新的颞下第三脑室底造瘘术。92 例患儿接受了该手术，在 7 年的观察期间，死亡率为 12%，50% 的幸存者脑积水得到控制[27]。1936 年，Stookey 和 Scarff 描述了一种新的额下第三脑室底造瘘术，称为"第三脑室底和终板穿刺术"。该技术最重要和最基本的方面是两处穿孔均发生在中线，从而避免了该区域内的侧方结构（如海绵窦、脑神经和血管）。1936 年，这些作者报道了 6 例患者，1951 年报道了 34 例患者，死亡率为 15%，56% 的患者脑积水得到控制[28]。另一个关于该技术的重要患者研究报道，在 7 年的随访中，230 例手术患者的死亡率为 2%，脑积水控制率为 90%[29]。Scarff 对 19 位作者发表的论文进行了综述，报告了 529 例接受了额下和颞下第三脑室底造瘘术患者的结果。在平均 5 年的随访期内，复查发现 15% 的死亡率和 70% 的脑积水控制率[14]。1968 年，Patterson 和 Bergland 发表了他们 33 例第三脑室底造瘘术的经验，采用额下路径，类似于 Stookey 和 Scarff 的方法，但放置了贯通第三脑室和脚间池的多孔导管。14 例成人患者中，8 例缓解，缓解时间为 31 个月至 26 年。然而，13 例患儿中仅 2 例缓解[30]。

Brocklehurst 于 1974 年描述了一种技术，他将一根导管经胼胝体途径穿过终板和第三脑室底进入第三脑室和脚间池。导管连接到大脑镰，从而将脑脊液从第三脑室引流到纵裂间池。接受该技术的 10 例患者中，6 例脑积水得到控制，其余 4 例中 3 例死亡，1 例需要行脑室腹腔分流术[31]。

（三）立体定向第三脑室底造瘘术

20 世纪 70 年代，Poblete 和 Zamboni 指出，当时用于治疗脑积水的大量技术和设备表明，这个问题没有明确的解决方案。他们进一步指出，交通性脑积水的治疗选择是脑室 – 心房分流术。此外，从理论上讲，第三脑室底脚间池造瘘术是治疗梗阻性脑积水的合理方法[32]。然而，徒手法缺乏精确度，使他们考虑立体定向技术是否更合适。该技术包括应用立体定向头架，通过额部环钻开口进行阳性对比的脑室造影。侧脑室造影确定的靶点位于第三脑室底，在中线及视交叉隐窝后方。同时引入一种特殊的套管，通过透视控制其正确的定位。一旦脑室底开孔，空气将被注入脑池中以检查开孔的精度。采用该技术治疗 10 例，所有患者均获得充分的脑脊液转流；3 例患者死于梗阻的潜在原因（2 例为颅后窝肿瘤，1 例为瓣膜感染引起的细菌性心内膜炎）。尸检显示开口通畅，此外，存活患者的临床进展显示效果良好[32]。Hoffman 于 1980 年描述了一种采用脑室造影作为立体定向基础的经冠状入路第三脑室底造瘘术。他报道了 22 例单一并发症的结果，即第Ⅲ对脑神经短暂性麻痹[33]。Kelly 等在 1986 年发表了一种基于对比增强计算机体层摄影（computed tomography，CT）的立体定向第三脑室底造瘘术。用立体定向头架对患者进行检查。一个复杂的定位系统在每个层面中创建参考标记，从而允许计算立体定向空间中其他层面的位置和斜率。术者从穿过脚间池和室间孔的层面中选择准确标记这些结构的部分。计算机通过特殊程序计算这些点相对于 X 轴、Y 轴、Z 轴的位置。明确了钻孔的确切位置，以及穿过室间孔和脚间池穿刺的方向和深度。作者通过钻孔进一步置入内镜，并通过 X 线片确定了穿刺针的方向。随后，这些器械被取出，在确定的位置使用脑白质切开术在第三脑室底穿孔。7 例行该手术的患者均合并后天性脑积水。术后所有患者症状均有缓解，术后脑室放射性同位素造影均显示第三脑室与蛛网膜下腔相通。无并发症和死亡报道[34]。

（四）经皮第三脑室底造瘘术

1947 年，McNickle 描述了一种第三脑室造瘘技术，使用冠状位经额入路，通过室间孔到达脚间池。作者首先将染料注入腰椎蛛网膜下腔。他在右侧、距中线 0.5~1 英寸（1.27~2.54cm）和冠状缝后 0.5~1 英寸（1.27~2.54cm）处进行了钻孔术。他在颞下颌关节稍前面和稍中间（同侧的眼角）的方向插入了

神经内镜下第三脑室底造瘘术
Endoscopic Third Ventriculostomy: Classic Concepts and a State-of-the-Art Guide

一根针（19G）。在放射学的指引下，使用前后位和侧位 X 线片，将针对准紧贴后床突后侧的中线区域。穿刺针穿过第三脑室底部，如果方向正确，之前注入腰椎间隙的彩色脑脊液将被收集。在前 4 例患者中，他通过单独的切口将内镜引入侧脑室，以引导穿刺针通过室间孔。他应用该方法治疗梗阻性脑积水患者 4 例，均获得疾病控制；治疗交通性脑积水患者 3 例，其中 1 例患者未治愈[35]。1968 年，Forjaz 等发明了一种称为"下丘脑脑室置管造瘘术"的技术。局部麻醉下，在右侧离中线 2 指远的冠状缝处进行钻孔术。用钝针穿刺侧脑室，穿过室间孔，针向前推进至第三脑室底。在后床突尖端后 1～3mm 的位置，通过轴位和侧位的头颅 X 线片验证针的位置。然后将穿刺针推进到脚间池，并使用侧位头颅 X 线片进行验证。一旦定位正确，取出针的外部部分，在金属导针的引导下，将远端有几个侧孔的 Nelaton 7F 导管插入脚间池。去除金属针后，将导管远端闭合并固定在骨膜上。这样，第三脑室和脚间池之间的交通就通过导管建立起来了。作者描述了 15 例行该手术的患者中 7 例为脑囊虫病，5 例为中线肿瘤，3 例为不明原因脑积水。所有患者均经气脑造影术证实为梗阻性脑积水。术后 12 例病情缓解，3 例死亡[36]。1976 年，Sayers 和 Kosnik 设想第三脑室底造瘘术可以应用于依赖外分流的慢性患者，并进行了许多修改。这些患者理论上可能在手术前由于低压泵的使用而导致蛛网膜下腔扩大，改善了脑脊液的吸收。他们设计了一个程序，引入两个脑白质切断器，一个在冠状位，另一个在前位。这样，终板和第三脑室底被打开。手术在全身麻醉下进行，通过脑室造影、模型标记第三脑室点及 X 线透视和图像放大引导穿刺。他在 46 例儿童患者中使用了这项技术，其中 22 例儿童的分流管超过了最长的翻修期。1 例患儿死于术后出血和下丘脑损伤，1 例为下丘脑永久性病变，其余 3 例为暂时性损伤[37]。Jacksche 和 Loew 于 1986 年发表了 79 例由两个平面的图像放大器引导的经皮冠状位第三脑室底造瘘术的结果。导管穿过室间孔，第三脑室底在后床突后不远处穿孔。到达脑池后，注射 1ml 对比剂以确认位置。对于非肿瘤性导水管狭窄和肿瘤性导水管梗阻患者，手术效果良好率为 80%。有炎症病史的患者、既往接受过分流手术的患者和 Dandy-Walker

畸形患者对手术的反应不佳。他们还证实，使用脑池造影识别脑池未闭的患者（在有导水管狭窄的患者中）后，失败率从 35% 降至 10%[38]。

三、神经内镜下第三脑室底造瘘术的进展

（一）神经内镜的开拓者

神经内镜的时代始于 1910 年，当时美国泌尿科医生 Victor Darwin Lespinasse（1878—1946 年）首次尝试应用膀胱镜对 2 例脑积水患儿进行脉络丛毁损术[39]。随后在 1922 年，Walter Edward Dandy（1886—1946 年）也应用膀胱镜来观察脑室，并能够探查侧脑室、Monro 孔和脉络丛，甚至脑室壁上的血管，由此形成了"脑室镜"这个术语。Dandy 还描述了一种缓解脑积水的方法，应用一种小型膀胱镜，经额下入路打开第三脑室的终板。然而，这种技术是有弊端的，因为这个入路以牺牲视神经为代价。Dandy 进行了几次这项手术，并表示气脑造影术可提供同样的视觉效果，内镜在治疗脑积水方面还不能取代传统的手术方法[15, 17, 40-42]。Dandy 是神经内镜最重要的先驱，他还设计了第一台脑室镜。与此同时，在 20 世纪 20 年代，Mixter 于 1923 年完成了第一例内镜下第三脑室底造瘘术[2]。

（二）Mixter 教授：简介和首次第三脑室底造瘘术

William Jason Mixter 博士（1880—1958 年）（图 1-9）在波士顿长大，与家人同住在 Berkshires 农场。

他就读于麻省理工学院，获生物学学位，并于 1902 年就读于哈佛医学院。毕业后，他跟着父亲和兄弟开始了私人医生生涯。1915 年，Mixter 博士以平民外科医生身份前往法国参加第一次世界大战，比美国参战早了 2 年。在返回波士顿做短暂的旅行后，他又去了法国，这一次他有了军医身份。1 年后，他被调到英国，在战争结束时流行性感冒大流行期间担任 Hursley 公园 204 基地医院的指挥官。在这期间，他展示了自己作为一名管理人员处理战时棘手的经济和行政问题的能力。尽管他在 1920 年之前一直从事普通外科手术，Mixter

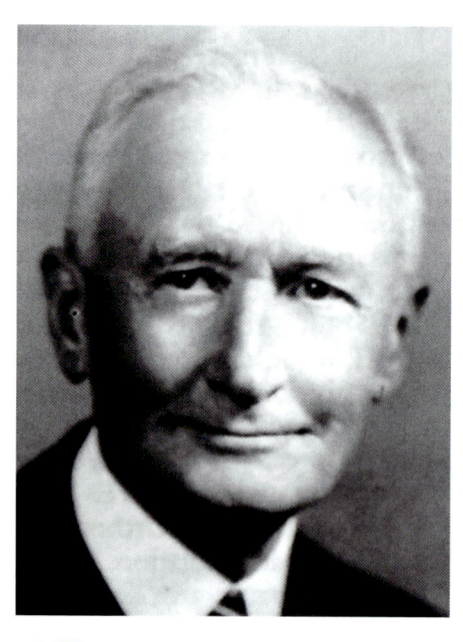

神经内镜下第三脑室底造瘘术
Endoscopic Third Ventriculostomy: Classic Concepts and a State-of-the-Art Guide

▲ 图 1-9 William Jason Mixter（1880—1958 年）
经许可转载，引自 Decq 等 [39]

博士对神经外科的兴趣追溯到 1911 年，当时他和父亲在马萨诸塞州总医院被委以两张床位，专门用来完成 Horsley 和 Cushing 开发的手术。1933 年，他被任命为神经外科主任，并在接下来的几年里说服了医院的管理人，他们需要增加床位，改善手术室设施，以及一位专科神经外科住院医师。1939 年，成立了一个独立的神经外科，由他担任主任。Mixter 博士于 1940 年退休，但在 1941—1946 年（此时正处于第二次世界大战期间），由于他的继任者 James C. White 博士在海军服役，他重新担任神经外科主任。当时，Mixter 博士还担任陆军外科医生高级神经外科顾问。他最大的科学兴趣是治疗交感神经系统和脊髓的疼痛。他最出名的工作，是与骨科的 Joseph Barr 医生合作处理坐骨神经引起的腰部放射性疼痛问题。Mixter 博士是一位多产的作家，他撰写了一系列医学主题的文章。1934 年，他和 Barr 博士共同撰写了第一篇定义椎间盘突出综合征的论文。直到现在这篇文章仍然被认为是经典之作。此外，他和 Walter Dandy、Max Peet 共同编写了 Dean Lewis 主编的《外科实践》的神经外科部分，以及和 George Cheever Shattuck 合著了《海外服务健康手册》。1920 年，Mixter 博士当选为美国外科协会会员，成为神经外科医生协会的创始成员之一。他与许多其他医学会都有联系，也是麻省理工学院的成员，并担任马萨诸塞州总医院的管理者。在 20 年的神经外科生涯中。Mixter 博士在技能和科研方面培训了 28 名神经外科年轻医生。许多人都制订了自己的培训计划，并把他们在 MGH 神经外科早期从 Mixter 获得的经验传播开来 [43]。尤其在神经内镜技术上，Mixter 于 1923 年首次为一个 9 月龄的婴儿实施了神经内镜下第三脑室底造瘘术[44]。

"1923 年 2 月 6 日，在乙醚的麻醉下，于右侧颞部经囟门做一切口，显露脑组织。于硬脑膜切一小口，直视尿道镜进入脑室。在直视下，尿道镜经过扩张的 Monro 孔，探查第三脑室。扩张的导水管很容易看到，但尿道镜不能通过。在直视下，一个可变方向的医用探针穿过第三脑室底，开口随着探针的左右移动而扩大，直到开口直径为 4mm。很明显，由于水流的通过，开口的边缘立即开始摆动，在观察开口的短时间内这种情况持续存在。撤除尿道镜，丝线缝合封闭硬脑膜和头皮。"

（三）后来的发展

1923 年，Temple Fay（1895—1963 年）和 Francis Grant（1891—1967 年）开发了一种应用膀胱镜进行脑室黑白照相的方法（图 1-10）。在意大利一个 10 个月大的脑积水患儿报告中，拟采用胼胝体入路手术治疗。但由于他们使用的膀胱镜出现故障，未能将胼胝体打开。尽管手术没有按计划进行，但他们得出的结论是可以安全地应用内镜检查脑室而不会造成脑室出血或其他并发症[45, 46]。又过了 10 年，到了 1934 年，Tracy Putnam（1894—1975 年）介绍了"脑室镜"，以便进行脉络丛切除术，Dandy 曾应用膀胱镜做过同样的手术。Putnam 详细介绍了他的设备及其工作原理。他解释说，它由一个带有 3 个凹槽的光学玻璃棒组成，一个纵向凹槽用于光源，另两个凹槽用于透热电极。他接着描述了他的脑室镜有两种尺寸，一个长 10cm，直径 6mm，另一个长 18cm，直径为 7mm。他的初步经验发表于 1934 年[46, 47]。1935 年，John Scarff（1898—1979 年）对 Putnam 脑室镜进行了改进。虽然两者都有相同的名称，但设备略有不同。Scarff 的脑室镜有一个维持脑室内压力的冲洗系统，从而可防止术中脑室塌陷。他的设备还配备了一个灵活的单极探头和一个广角镜头，以便更好地观察。Scarff 还建议扩大第三脑室的造瘘口，而不仅仅只是穿刺[46]。20 世纪 60 年代，欧洲迎来了新的发展浪潮。1961 年，Dereymaeker、

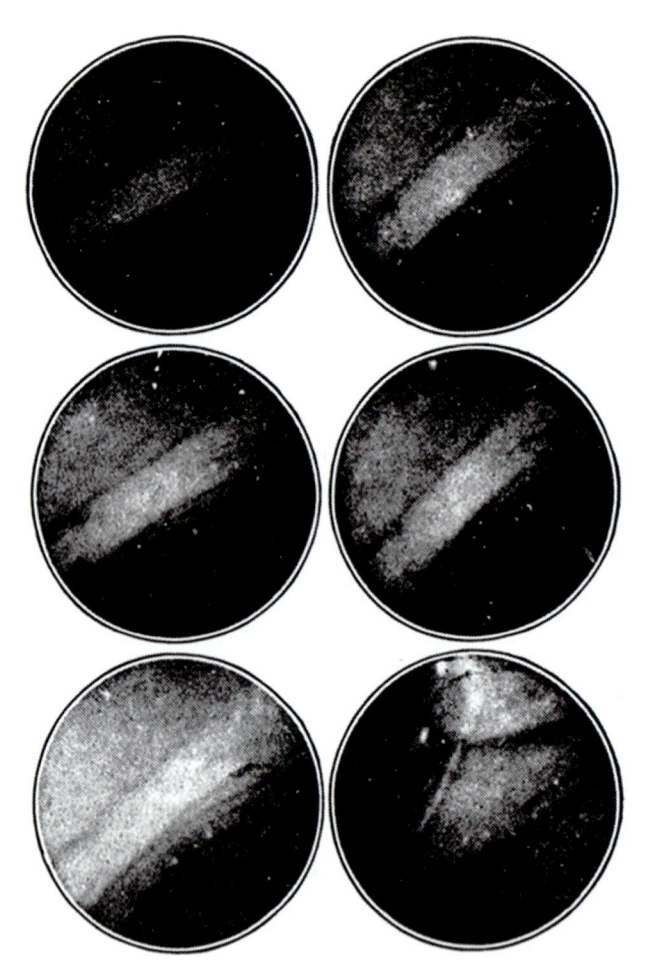

神经内镜下第三脑室底造瘘术
Endoscopic Third Ventriculostomy: Classic Concepts and a State-of-the-Art Guide

▲ 图 1-10 1923 年第一张脑室内镜图像
经许可转载，引自 Fay and Grant[45]

Van den Bergh 和 Stroobandt 采用了一种新的脑室造瘘方法，并使用光源本身进行了终板开窗术。他们的研究包括 15 例患者，但只有 2 例患者的脑室缩小[39]。20 世纪 60 年代，法国神经外科医生 Gerard Guiot（1912—1998 年）在神经内镜遭排斥后重新提出了这一想法。1962 年 8 月 8 日，Guiot 对 1 例 40 岁伴有头部外伤史的男性患者第一次成功地完成了内镜下第三脑室底造瘘术。内镜使 Guiot 能够清晰地观察到肿瘤与 Monro 孔相连，并且可以清楚地看到侧脑室。他用一把软刀将肿瘤推入第三脑室并刺穿脑室底。1 年后，他对 1 例脑

第 1 章 脑积水的历史和治疗
Historical Aspects of Hydrocephalus and Its Treatments

积水患儿进行了第二次尝试，采用了相同的方法，患儿的脑积水在脑室造瘘术后消失。他继续在其他几个患者身上使用了这种技术[39]。下一代神经内镜问世于 20 世纪 70 年代，基于英国物理学家 Harold Hopkins（1918—1994 年）的贡献，其创造性工作为今天使用硬性和软性内镜铺平了道路[46]。1973 年，Takanori Fukushima（生于 1942 年）发明了"纤维光束脑室镜"，他成为第一位使用软性内镜进行脑室造瘘术的神经外科医生[48]。在同一时间，在英国，Hugh Griffith（1930—1993 年）建议将内镜手术作为儿童脑积水的"一线治疗"。他应用 Hopkins 的硬性内镜进行第三脑室底造瘘术，以及脉络丛烧灼术（choroid plexus cauterization，CPC）来治疗脑积水[49]。1977 年，Michael Apuzzo（生于 1940 年）成为第一个在神经内镜中使用侧视广角镜头的人[39]。另一项进展发生在 1996 年，Rieger 等提出了利用超声波将内镜通过 Monro 孔进入第三脑室的想法。他将这种技术描述为"与立体定向技术一样精确，但更快、更容易"[50]。1998 年，Veit Rohde 等改进了立体定向术在内镜下第三脑室底造瘘术中的应用，从而降低了术后并发症[51]。进入新千年，这一手术还增加了另一项技术。2002 年，在手术过程中联合使用神经内镜与神经导航，以减少血管损伤。2004 年报道了第一例机器人用于第三脑室底造瘘术[52, 53]。ETV 发展的最新贡献之一来自波士顿儿童医院的 Benjamin Warf。他报告了联合应用 ETV 和脉络丛烧灼术（CPC）治疗脑积水，以便获得更好的治疗效果，特别是在发展中国家，由于缺乏资源来纠正分流后失败或感染，分流手术可能是危险的。基于这一假设，Warf 从 2001 年 6 月至 2004 年 12 月在东非进行了 ETV/CPC 试验。他在 2005 年的初步结果表明，在 1 岁以下的患者中，ETV/CPC 优于单独 ETV，尤其是伴有脊髓脊膜膨出和"非感染后"脑积水患者。2012 年，经过几次试验，很明显，1 岁以下患有先天性导水管狭窄的儿童从 ETV/CPC 中获益最大。2014 年，Warf 通过在北美患者中进行 ETV/CPC 试验，验证了他在乌干达得出的结果，结果与他以前的经验一致。他还发现，与分流手术相比，ETV/CPC 术后感染或失败风险较低，因此具有显著的成本效益优势[54-56]。

参考文献

[1] Torack RM. Historical aspects of normal and abnormal brain fluids. I Cerebrospinal fluids. Arch Neurol. 1982a;39:197–201.

[2] Dezena RA. Atlas of endoscopic neurosurgery of the third ventricle. Basic principles for ventricular approaches and essential intraoperative anatomy. Cham: Springer International Publishing AG; 2017. https://doi.org/10.1007/978-3-319-50068-3-1.

[3] Siraisi NG. Medieval and early renaissance medicine: an introduction to knowledge and practice. Chicago: The University of Chicago Press; 1990.

[4] Keele KD. Leonardo da Vinci's influence on Renaissance anatomy. Med Hist. 1964;8: 360–70.

[5] Torack RM. Historical aspects of normal and abnormal brain fluids. II Hydrocephalus. Arch Neurol. 1982b;39:276–9.

[6] Milhorat TH. The third circulation revisited. J Neurosurg. 1975;42:628–45.

[7] Schroeck L. De infante hydrocephalo. Maladies Neurologie in Miscellanea curiosa... Observationes Medico-Physico-Anatomico-Botanico-Mathematicas, t. 22 (1696), p. 238 Enfant hydrocéphale.

[8] Ruysch F. Thesaurus anatomicus secundus. Collection: de anatomische preparaten van Frederik Ruysch. (1638–1731). Amsterdam, 1702 Tabula III - Thes. II.

[9] Pacchioni A. Disquisitio anatomicae de dura e meningis... Leipzig Acta Eruditorum, 1703.

[10] Morgagni GB. De sedibus, et causis morborum per anatomen indagatis libri quinque. Typographia Remondiniana, 1761.

[11] Davis M, Loukas M, Tubbs RS. Jean Cruveilhier and his contributions to understanding childhood hydrocephalus, Chiari II malformation, and spina bifida. Childs Nerv Syst. 2018;34(9):1613–5. https://doi.org/10.1007/s00381-017-3529-4.

[12] Cruveilhier J. Anatomie pathologique du corps humain. J. B. Baillière 1829–42, Paris;1829.

[13] Dandy WE. Diagnosis and treatment of hydrocephalus resulting from strictures of the aqueduct of Sylvius. Surg Gynecol Obstet. 1920;31:340–58.

[14] Scarff JE. Treatment of hydrocephalus by operations not requiring mechanical tubes or valves. In: Workshop in hydrocephalus. Philadelphia: Proceedings: The Children Hospital of Philadelphia; 1965. p. 38–78.

[15] Dandy WE. An operative procedure for hydrocephalus. Bull Johns Hopk Hosp. 1922;33:189–90.

[16] Nulsen FE, Spitz EB. Treatment of hydrocephalus by direct shunt from ventricle to jugular vein. Surg Forum. 1951;2:399–403.

[17] Demerdash A, Rocque BG, Johnston J, Rozzelle CJ, Yalcin B, Oskouian R, et al. Endoscopic third ventriculostomy: a historical review. Br J Neurosurg. 2017;31(1):28–32. https://doi.org/10.1080/02688697.2016.1245848.

[18] Rekate HL. Does it matter which shunt is used? Crit Rev Neurosurg. 1996;6:57–63.

[19] Milhorat TH, Hammock MK, Di Chiro G. The subarachnoid space in congenital obstructive hydrocephalus. Part 1: Cisternographic findings. J Neurosurg. 1971;35:1–6.

[20] Naidich TP, Mclone DG. Radiographic classification and gross morphologic features of hydrocephalus. In: Hoffman H, Epstein F, editors. Disorders of the developing nervous system: diagnosis and treatment. London: Blackwell Scientific Publications; 1986. p. 505–39.

[21] Leksell L. A surgical procedure for atresia of the aqueduct of Sylvius. Acta Psychiatr Neurol. 1949;24:559–68.

[22] Elvidge AR. Treatment of obstructive lesions of the aqueduct of Sylvius and fourth ventricle by interventriculostomy. J Neurosurg. 1966;24:11–26.

[23] Cuatico W, Richardson NK. Transcutaneous therapeutic canalization of aqueductal stenosis in a hydrocephalic; case report and technical note. Acta Neurochir. 1979;47:181–6.

[24] Avman N, Dinçer C. Venous malformation of the aqueduct of Sylvius treated by interventriculostomy: 15 years follow-up. Acta Neurochir. 1980;52:219–24.

[25] Backlund EO, Grepe A, Lunsford D. Stereotaxic reconstruction of the aqueduct of Sylvius. J Neurosurg. 1981;55:800–10.

[26] Lapras CL, Bret JD, Patet JD, Huppert J, Honorato D. Hydrocephalus and aqueduct stenosis. Direct surgical treatment by interventriculostomy (aqueduct cannulation). J Neurosurg Sci. 1986;30:47–53.

[27] Dandy WE. Diagnosis and treatment of strictures of the aqueduct of Sylvius (causing hydrocephalus). Arch Surg. 1945; 51(1):14.

[28] Scarff JE. Treatment of obstructive hydrocephalus by puncture of the lamina terminalis and floor of the third ventricle. J Neurosurg. 1951;8:204–13.

[29] Guillaume J, Mazars G. Indications et résultats de la ventriculostomie sus-optique dans l'hydrocéphalie de l'adulte. Rev Neurol. 1950;82:421–4.

[30] Patterson RH, Bergland RM. The selection of patients for third ventriculostomy based on experience with 33 operations. J Neurosurg. 1968;29:252–4.

[31] Brocklehurst G. Trans-calosal third ventriculo-chiasmatic cisternostomy: a new approach to hydrocephalus. Surg Neurol. 1974;2:109–14.

[32] Poblette M, Zamboni R. Stereotaxic third ventriculocisternostomy. Confinia Neurol. 1979;37:150–5.

[33] Hoffman HJ, Harwood-Nash D, Gilday DL. Percutaneous third ventriculostomy in the management of noncommunicating hydrocephalus. Neurosurgery. 1980;7:313–21.

[34] Kelly JP, Goers S, Kall BA, Kispert DB. Computed tomography-based stereotactic third ventriculostomy: technical note. Neurosurgery. 1986;18:791–9.

[35] Mcnickle HF. The surgical treatment of hydrocephalus: a simple method of performing third ventriculostomy. Brit J Surg. 1947;34:302–7.

[36] Forjaz S, Martelli N, Latuf N. Hypothalamic ventriculostomy with catheter: technical note. J Neurosurg. 1968;29:655–9.

[37] Sayers MP, Kosnik EJ. Percutaneous third ventriculostomy: experience and technique. Childs Brain. 1976;2:24–30.

[38] Jaksche H, Loew F. Burr hole third ventriculo-cisternostomy: an unpopular but effective procedure for treatment of certain forms of occlusive hydrocephalus. Acta Neurochir. 1986; 79:48–51.

[39] Decq P, Schroeder HW, Fritsch M, Cappabianca P. A history of ventricular neuroendoscopy. World Neurosurg. 2013;79(2Suppl):S14.e1–6. https://doi.org/10.1016/j.wneu.2012.02.034.

[40] Dandy WE. Cerebral ventriculoscopy. Bull Johns Hopkins Hosp. 1922;33:189.

[41] Scarff JE. Third ventriculostomy as the rational treatment of obstructive hydrocephalus. J Pediatr. 1935;6:870–1.

[42] Kretzer RM, Crosby RW, Rini DA, Tamargo RJ. Dorcas Hager Padget: neuroembryologist and neurosurgical illustrator trained at Johns Hopkins. J Neurosurg. 2004;100(4):719–30. https://doi.org/10.3171/jns.2004.100.4.0719.

[43] MGH Neurosurgery Alumni Society. William Jason Mixter. 2010; Available at: https://alumni.neurosurgery.mgh.harvard.edu/mixter.htm.

[44] Mixter WJ. Ventriculoscopy and puncture of the floor of the third ventricle. Boston Med & Surg J.

1923;188:277–8.
[45] Fay T, Grant FC. Ventriculoscopy and intraventricular photography in internal hydrocephalus: report of case. J Am Med Assoc. 1923;80(7):461–3.
[46] Geiger M, Cohen AT. The history of neuroendoscopy. In: Cohen A, Haines SJ, editors. Concepts in Neurosurgery Vol 7: minimally invasive techniques in neurosurgery. Baltimore: Williams & Wilkins; 1995. p. 1–13.
[47] Putnam TJ. Treatment of hydrocephalus by endoscopic coagulation of the choroid plexus: description of a new instrument and preliminary report of results. New Engl J Med. 1934;210 (26):1373–6.
[48] Fukushima T, Ishijima B, Hirakawa K, Nakamura N, Sano K. Ventriculofiberscope: a new technique for endoscopic diagnosis and operation: technical note. J Neurosurg. 1973;38(2):251–6.
[49] Griffith HB, Jamjoom AB. The treatment of childhood hydrocephalus by choroid plexus coagulation and artificial cerebrospinal fluid perfusion. Brit J Neurosurg. 1990;4(2):95–100.
[50] Rieger A, Rainov NG, Sanchin L, Schöpp G, Burkert W. Ultrasound-guided endoscopic fenestration of the third ventricular floor for non-communicating hydrocephalus. Min Inv Neurosurg. 1996;39(1):17–20.
[51] Rohde V, Reinges MHT, Krombach GA, Gilsbach JM. The combined use of image-guided frameless stereotaxy and neuroendoscopy for the surgical management of occlusive hydrocephalus and intracranial cysts. Brit J Neurosurg. 1998;12(6):531–8.
[52] Schmitt PJ, Jane JA Jr. A lesson in history: the evolution of endoscopic third ventriculostomy. Neurosurg Focus. 2012; 33(2):E11.
[53] Sgouros S. Neuroendoscopy: current status and future trends. Berlin: Springer; 2013.
[54] Stone SS, Warf BC. Combined endoscopic third ventriculostomy and choroid plexus cauterization as primary treatment for infant hydrocephalus: a prospective North American series: Clinical article. J Neurosurg: Pediatrics. 2014;14(5):439–46.
[55] Warf BC. Comparison of endoscopic third ventriculostomy alone and combined with choroid plexus cauterization in infants younger than 1 year of age: a prospective study in 550 African children. J Neurosurg. 2005;103(6 Suppl):475–81.
[56] Warf BC, Tracy S, Mugamba J. Long-term outcome for endoscopic third ventriculostomy alone or in combination with choroid plexus cauterization for congenital aqueductal stenosis in African infants: Clinical article. J Neurosurg Pediatrics. 2012; 10(2):108–11.

第 2 章 脑室系统的解剖学和生理学
Anatomy and Physiology of the Ventricular System

何海勇　程建华　桂松柏　王　兵　李　斌　**译**

一、解剖学

（一）脑室解剖学的历史性里程碑

公元前 3 世纪，希腊人 Erasistratus（公元前 304—公元前 250 年）和 Herophilus（公元前 335—公元前 280 年）被允许进行人体解剖和活体解剖，他们最早描述了人类的脑室系统[1]。Claudius Galen（129—217 年）认为脑室负责储存动物的精神（pneumapsychikon），它是大脑和神经的活跃元素。当时，作为角斗士医生的 Galen 观察到，当创伤性损伤影响脑室时，永远不会发生死亡，即使敏感度和力量受到影响。此外，被认为是人类智力三个组成部分的想象力、推理和记忆，可能会分别受到这种损害的影响[2, 3]。根据这些古老的引文和基督教权威的最初观念，建立了腔室学说，它试图从脑室角度阐明大脑生理学的某些内容。在 4 世纪，拜占庭 Poseidon 医生彻底颠覆了 Galen 的理论，他可能是第一个报道大脑定位概念的人。他指出，大脑前部损伤影响想象力，内侧损伤影响推理，后部损伤影响记忆[3, 4]。与此同时，其他教会官员，特别是 Emesa 主教 Nemesius（约 390 年）和 St. Augustine（354—430 年）试图将位于脑室内灵魂的非物质本质概念化。在整个中世纪，腔室学说仍然盛行。现在所知的侧脑室当时被认为是一个单腔，其前部的第一个腔室接受来自外部的和身体其他部位的冲动，这在当时成为常识（sensus communis）。这个区域中，想象力（imaginativa）和抽象概念（fantasia）产生于第一个腔室的后部。第二个腔室（现在称为第三脑室）是认知过程的中心，负责如推理（ratio）、判断（aestimativa）、思想（cogitativa）。后腔室（现在称为第四脑室）的是记忆中心（memorativa）[3, 5, 6]。直到文艺复兴时期，随着更精确的解剖学描述的出现，这些教条式的概念开始受到严重质疑。奇怪的是，在整个黑暗时代只有腔室学说的文字描述。到了文艺复兴时期，第一副插图才开始出现（图 2-1）。作为第一个将艺术家和解剖鉴赏家融为一体的大师 Leonardo da Vinc（1452—1519 年），他通过解剖，创作了腔室学说的插图，更准确的描述了脑室系统，这是一个符合文艺复兴精髓的真正的转变[8-11]（图 2-2 和图 2-3）。1543 年，解剖学历史的分水岭出现了，被誉为现代解剖学之父的比利时人 Andreas Vesalius（1514—1564 年）著作的《人体解剖学之父》（*De humani*

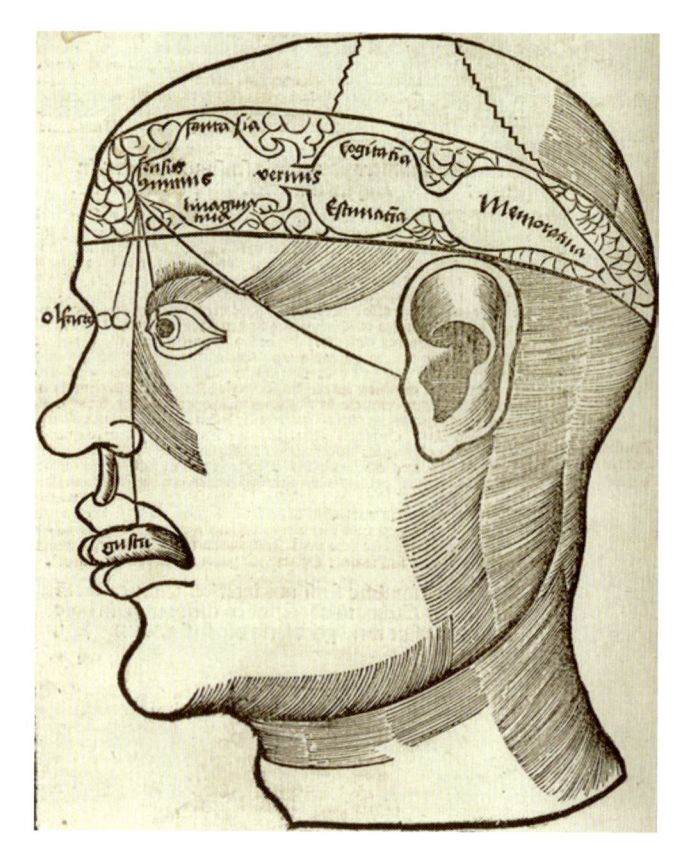

▲ 图 2-1　腔室学说 [7] 关于感觉和内部官能的绘图 [7]
经许可转载，引自 Reisch[7]

corporis fabrica libri septem）或《人体解剖学》（*De humani corporis fabrica*），简称 Fabrica[15]，它描述了令人难以置信的脑室解剖细节。许多学者认为这是科学史上一本重要的著作（图 2-4）。1663 年，荷兰解剖学家 Franz de le Boë（或拉丁名 Franciscus Sylvius）（1614—1672 年）也描述了导水管[16]。

奇怪的是，即使文艺复兴时期有了准确描述，人们对脑室腔的真实内容是液体还是气体仍存有疑问。这一疑问直至 1764 年意大利的 Domenico Felice Antonio Cotugno（1736—1822 年）发现了脑脊液（cerebrospinal fluid，CSF）后才终结。1783 年，苏格兰的 Alexander Monro Secundus（1733—1817 年）描述了室间孔[2]。法国神经学家和实验生理学家 François Jean Magendie（1783—

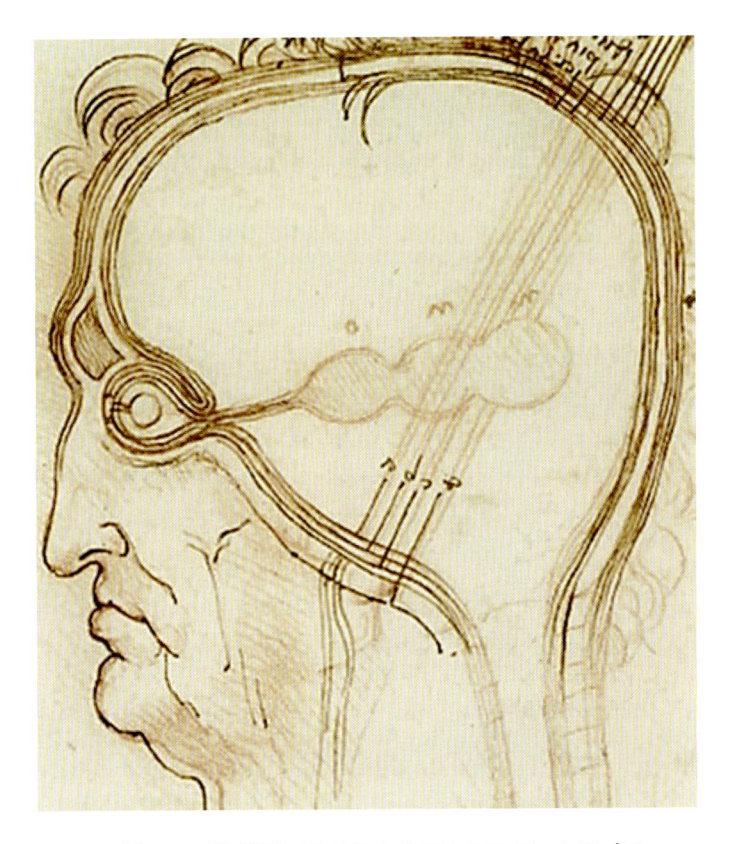

▲ 图 2-2 "与洋葱对比的头皮的层次"（1490—1492 年）

Leonardo da Vinci 大师在腔室学说理论基础上，按照公认的三个腔室的概念，用钢笔和墨水画出了大脑，头部的其他部分画得很逼真[12]（经许可转载，引自 Vinci 等[12]）

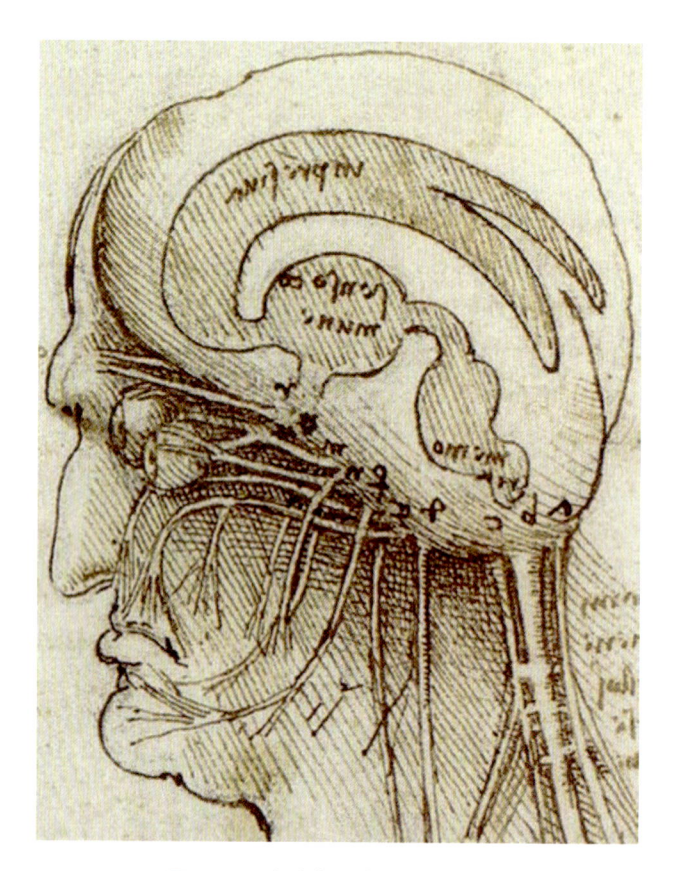

▲ 图 2-3 "大脑生理学研究"（1508 年）

该图由 Leonardo da Vinc 大师在研究牛脑注射后用钢笔和墨水绘制。这幅对人脑、脑室、视觉通路和颅底的描绘揭示了 Leonardo 的解剖经历及他与传统经院哲学的决裂，至少就个人经历和描绘而言是如此[13,14]（经许可转载，图片由俄克拉荷马大学图书馆的科学史馆收藏提供）

1855 年）在第四脑室的中间区域（现在称为 Magendi 孔或第四脑室正中孔）证实了脑室腔和蛛网膜下腔之间的连续性[17]。1855 年，德国解剖学家 Hubert von Luschka（1820—1875 年）在图宾根大学发现了第四脑室的侧孔，或者简称为 Luschka 孔[18]。毫无疑问，脑室和脑脊液系统的主要描述是由 Axel Key（1832—1901 年）和 Magnus Gustaf Retzius（1842—1919 年）完成的。他们将彩色明胶注射到尸体中，发现明胶流经蛛网膜颗粒（又称蛛网膜绒毛或 pacchiian 颗粒）进入上矢状窦[19]。这项研究为 Retzius 赢得卡罗林斯卡学院

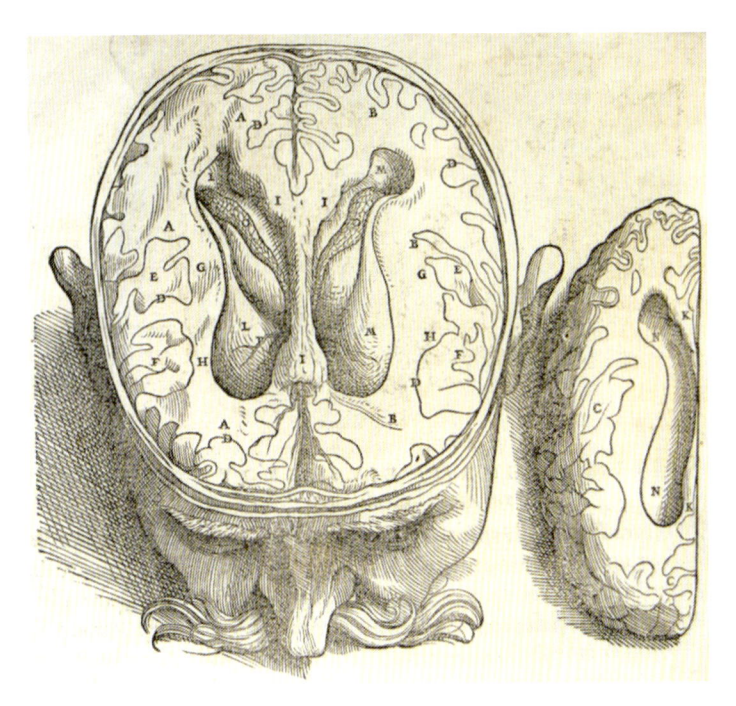

▲ 图 2-4 《人体解剖学》中的侧脑室图（*De humani corporis fabrica*，简称 *Fabrica*，1543 年第一版）[15]
经许可转载，图片由俄克拉荷马大学图书馆的科学史馆收藏提供

（Karolinska Institute）组织学教授职位。

（二）脑室系统的基本解剖

脑室系统分为侧脑室、第三脑室和第四脑室。侧脑室通过 Monro 孔与第三脑室相连，第三脑室通过导水管与第四脑室相连（图 2-5 和图 2-6）。侧脑室和第三脑室详细解剖对于脑室镜手术是至关重要的。每个侧脑室都有一个额（前）角、体部、三角区、枕（后）角和颞（下）角，每个部分都有顶、底和前壁、内壁和外壁[20,21]。它们的分区及分界如图 2-7 所示。第三脑室是位于脑室系统中心的狭窄中线腔室。它在前上方通过 Monro 孔与侧脑室连通，在后下方与导水管连通。第三脑室的顶部从前方的 Monro 孔平缓向上弧形延伸到后方的松果体上隐窝。它由上到下有 4 层，包括由穹窿形成的神经层、上脉络组织、

神经内镜下第三脑室底造瘘术
Endoscopic Third Ventriculostomy: Classic Concepts and a State-of-the-Art Guide

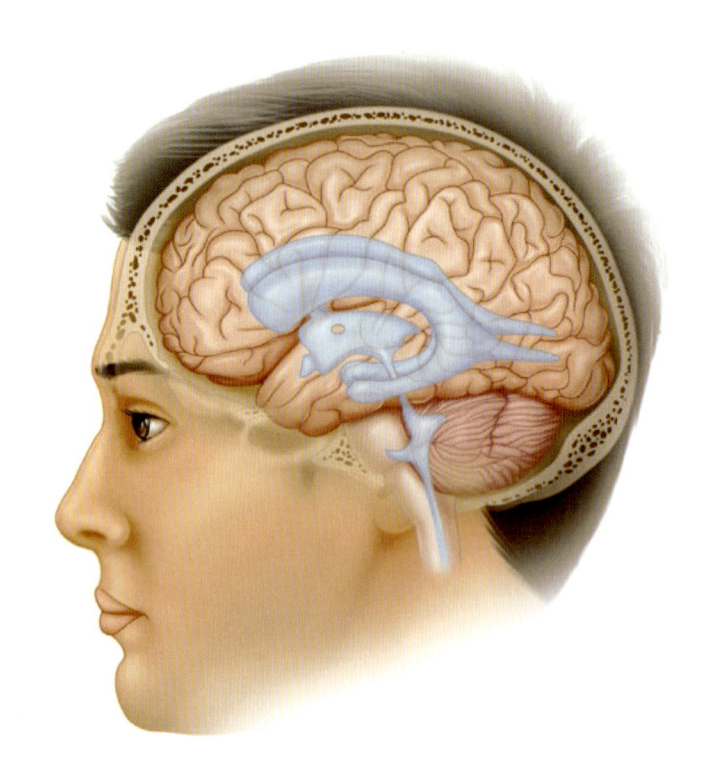

▲ 图 2-5 脑室系统与脑、头的概况和解剖关系
经许可转载，引自 Dezena[42]

血管（脉络膜后外侧动脉和大脑内静脉）和下脉络组织[2]。第三脑室底前半部分由间脑结构构成，后半部分由中脑结构构成[2, 21, 22]。构成第三脑室底的结构从前到后，包括视交叉、漏斗隐窝、灰结节、乳头体、后穿质和位于大脑脚内侧上方的中脑被盖。侧壁由丘脑、下丘脑和穹窿柱形成。后壁从上到下由松果体上隐窝、缰连合、松果体及其隐窝、后连合和导水管构成[21, 22]。各部分分界如图 2-8 所示。

二、脑脊液循环的生理机制

一般认为脑室内的 CSF 循环大部分来自脉络丛，但关于这一问题仍有争议。目前认为其他 CSF 产生部位（如脑实质）可增加循环 CSF 总量[23, 24]（图 2-9）。人类脑脊液产生速率为 0.3～0.4ml/min，成人脑脊液总容积为 90～150ml[25]。

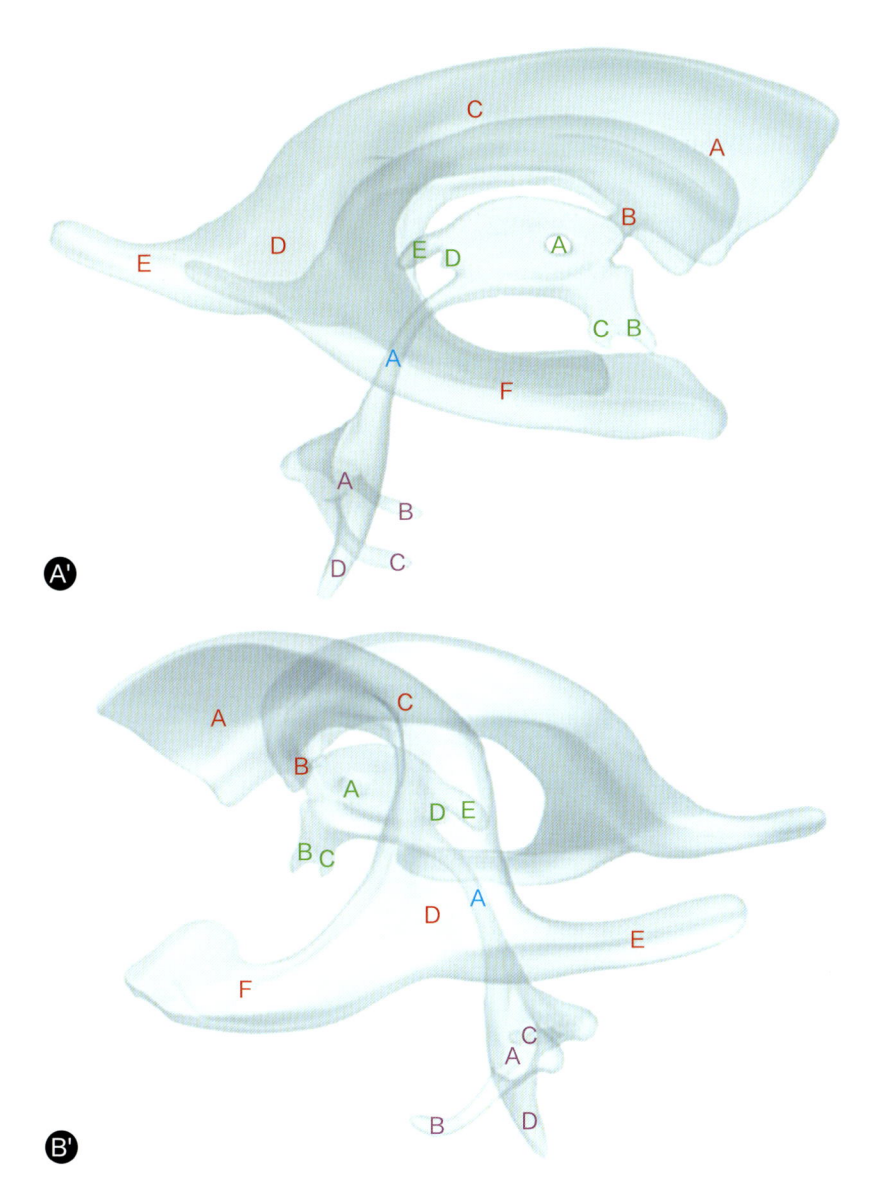

第 2 章 脑室系统的解剖学和生理学
Anatomy and Physiology of the Ventricular System

▲ 图 2-6 脑室系统的右侧面视图（**A'**）和左斜侧面视图（**B'**）
侧脑室（红色）：额角（A）、Monro 孔（B）、体部（C）、三角区（D）、枕角（E）、颞角（F）。第三脑室（绿色）：丘脑间联合（A）、视隐窝（B）、漏斗隐窝（C）、松果体隐窝（D）、松果体上隐窝（E）。导水管（蓝色）（A）。第四脑室（紫色）：第四脑室（A）；左侧外侧隐窝及 Luschka 外侧孔（B），右侧外侧隐窝及 Luschka 外侧孔（C），Magendie 正中孔（D）经许可转载，引自 Dezena[42]

029

神经内镜下第三脑室底造瘘术
Endoscopic Third Ventriculostomy: Classic Concepts and a State-of-the-Art Guide

侧脑室	顶	底	前壁	内侧壁	外侧壁
额角	胼胝体膝部	胼胝体嘴	胼胝体膝部	透明隔 穹窿柱	尾状核头
体部	胼胝体体部	丘脑		透明隔 穹窿体	尾状核体 丘脑
三角区	胼胝体体部、压部和毯	侧副三角	穹窿脚 丘脑枕	穹窿体球 禽距	尾状核尾 胼胝体毯
枕角	胼胝体毯	侧副三角		穹窿体球 禽距	胼胝体毯
颞角	丘脑 尾状核尾部 胼胝体毯	海马 侧副隆起	杏仁核	脉络膜裂	胼胝体毯

▲ 图 2-7 侧脑室的分区和界限

顶	底	前壁	后壁	外侧壁
• 穹窿体、穹窿脚、海马联合 • 脉络膜组织和血管(脉络丛后内侧动脉和大脑内静脉)	• 视交叉 • 漏斗隐窝 • 灰结节 • 乳头体 • 后穿质 • 中脑被盖	• 穹窿体 • Monro 孔 • 缰连合 • 终板 • 视隐窝 • 视交叉	• 松果体上隐窝 • 前联合 • 松果体和松果体隐窝 • 后连合 • 大脑导水管	• 丘脑 • 下丘脑 • 穹窿柱

▲ 图 2-8 第三脑室的分区和界限

此外，长期以来一直认为，脑脊液从侧脑室和第三脑室（脉络丛密集丰富的区域）流出，经中脑导水管到达第四脑室，最后通过 Magendie 和 Luschka 孔进入蛛网膜下腔，在蛛网膜颗粒层被吸收到静脉血中（图 2-10 至图 2-12）。这一经典概念被称为第三循环，其源于动物研究，但现在也受到了质疑[23, 26]。脑脊液的功能，除了其经典的机械阻尼功能、减轻脑重量外，目前已知 CSF 还富含营养物质，包括氨基酸、维生素、矿物质、蛋白质和离子，其浓度取决于发育阶段[27, 28]。如今，有大量的科学证据表明，CSF 通过神经内分泌通讯在中枢神经系统的胚胎组织发育中也发挥着重要作用[29, 30]。脑室内衬有一种单层纤

第 2 章 脑室系统的解剖学和生理学
Anatomy and Physiology of the Ventricular System

产生部位
- 脉络丛
- 脉络膜外
  1. 室管膜
  2. 蛛网膜下腔
  3. 软脑膜毛细血管
  4. 脑实质

吸收途径
- 蛛网膜颗粒→上矢状窦
- 蛛网膜颗粒外途径
  1. 室管膜→室管膜下静脉
  2. 软脑膜→皮质静脉
  3. 软脑膜毛细血管→静脉系统
  4. 脉络丛→深静脉系统
  5. 神经周间隙→淋巴管

▲ 图 2-9 CSF 的产生部位和吸收途径
经许可转载，引自 Di Rocco[24]

毛细胞组织的室管膜细胞，与脑脊液直接接触[31]。脑脊液循环的推动力源于宏观现象，如脉络丛的搏动和脑室壁的搏动，这两者都是由心脏收缩引起。在微观水平，可见室管膜细胞的纤毛摆动[32]（图 2-13 和图 2-14）。这种纤毛运动周期性发生，会在脑室壁附近产生脑脊液流动[33]。有人提出，由纤毛摆动引起的这种流动清除了脑室壁的小片垃圾，并具有稀释物质的作用，特别是在第三脑

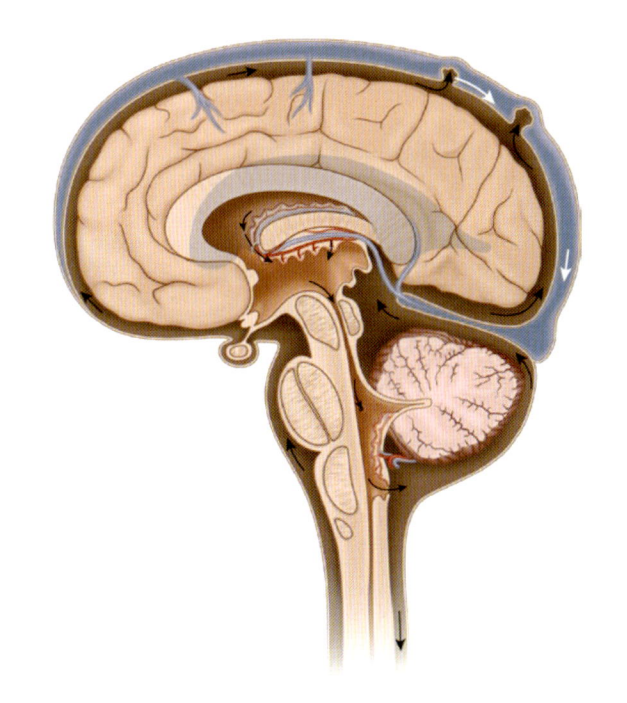

▲ 图 2-10 传统的脑脊液通路第三循环模型
脑脊液由脉络丛产生，从侧脑室进入第三和第四脑室。然后穿过大脑表面并沿着椎管向下移动（从椎管的后面移动到前面）。最后被蛛网膜颗粒重吸收入血（经许可转载，引自 Dezena[42]）

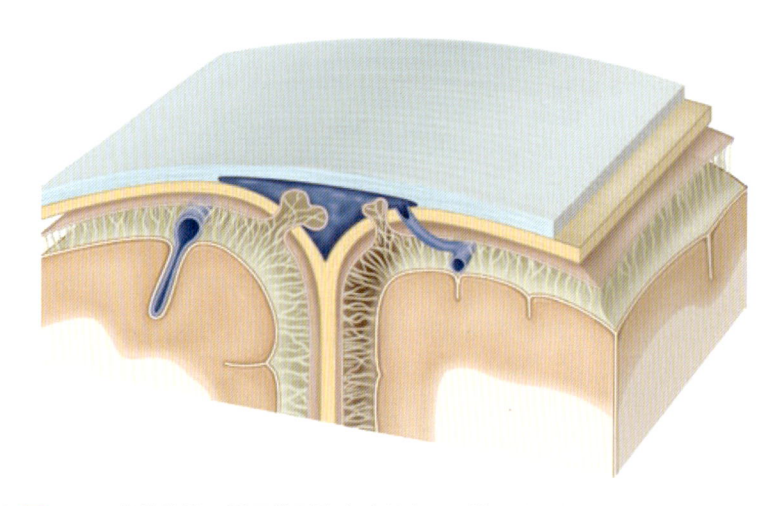

神经内镜下第三脑室底造瘘术
Endoscopic Third Ventriculostomy: Classic Concepts and a State-of-the-Art Guide

▲ 图 2-11　传统的第三循环模型脑脊液通路止于蛛网膜颗粒，后流向上矢状窦
经许可转载，引自 Dezena[42]

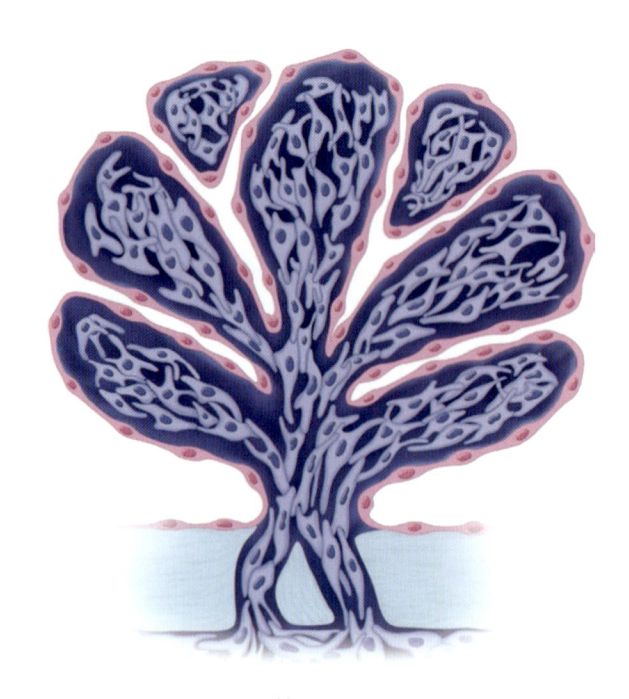

▲ 图 2-12　蛛网膜颗粒的详细介绍
蛛网膜颗粒事实上是蛛网膜下腔通过硬脑膜向静脉系统的扩张（经许可转载，引自 Dezena[42]）

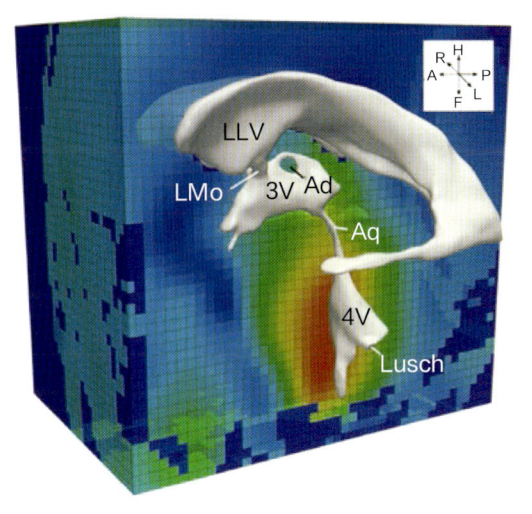

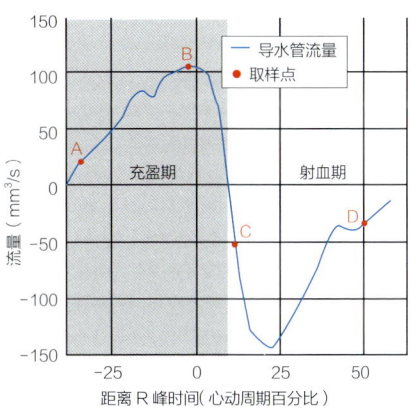

▲ 图 2-13 通过磁共振成像（MRI）获得的体内数据

左侧所示为从解剖 MR 图像中提取的脑室几何形状与 MRI 位移场重叠。右侧由二维相位对比梯度回波序列和 4 个采样点（A～D）重建出通过导水管的脑脊液流量。注意心电图的 R 峰被用来定义心动周期的开始。A 点和 B 点位于充盈期，此时中脑导水管流向头部方向，而 C 点和 D 点则位于射血期，此时中脑导水管流向尾部。LLV. 左侧侧脑室；LMo. 左侧 Monro 孔；Ad. 丘脑间粘连；3V. 第三脑室；Aq. 中脑导水管；4V. 第四脑室；Lusch. Luschka 孔（经许可转载，引自 Siyahhan 等[32]）

室[34]。影响纤毛运动的基因突变可能与脑积水相关[35-37]。历史上一直争论认为，CSF 主要在蛛网膜颗粒层中被吸收进入血液循环[38-40]。这一观点是基于 Key 和 Retzius 进行的首次试验，他们将彩色明胶注射到人体尸体中。事实上他们观察到了染料在整个 CSF 系统中的分布，以及通过蛛网膜颗粒进入静脉窦的过程[19]。然而，他们的结果是有争议的，因为明胶是在 60mmHg 的压力下注射的，这可能会导致蛛网膜颗粒破裂[41]。从那时起，对脑脊液的其他吸收方式一直存在争议。与其他进化阶段较低的动物相比，人类的蛛网膜颗粒有一种发育的机制[24]（图 2-15）。在妊娠期，人类胎儿与老鼠胎儿都没有蛛网膜颗粒。出生后蛛网膜颗粒开始发育，大小与一只老鼠或一只兔子相当。1 岁后，蛛网膜颗粒迅速发育，大小逐渐与猫、羊和马相当；到了学龄期，蛛网膜颗粒大小与猴子相当。在大脑未成熟阶段，脑脊液的吸收机制并非以蛛网膜颗粒为主，

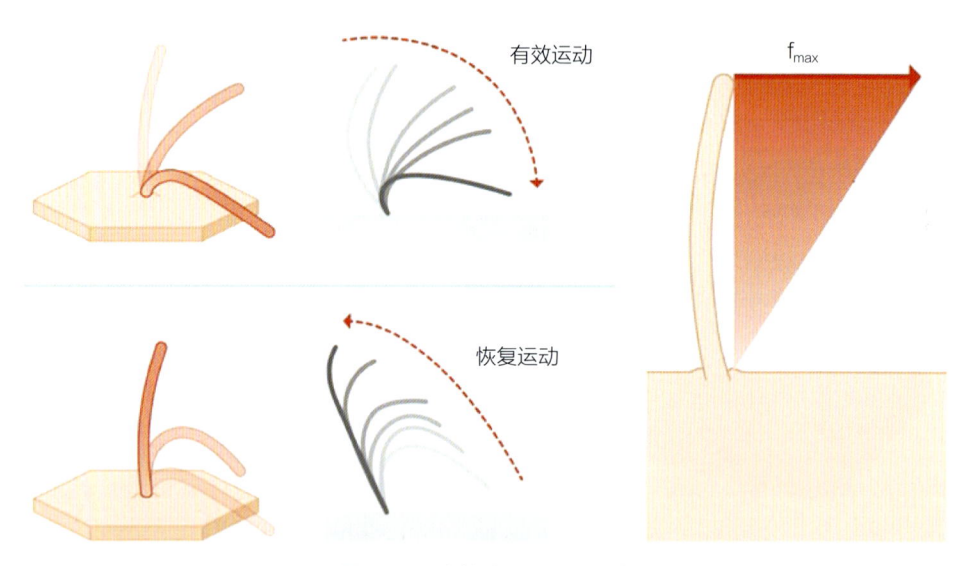

▲ 图 2-14　室管膜纤毛摆动示意图

一次摆动运动由有效运动和恢复运动组成。纤毛的作用是通过作用于 CSF 的体积力解释。f_{max}（最大力密度）是通过将感应速度与实验测量值相匹配，根据经验确定（经许可转载，引自 Siyahhan 等[32]）

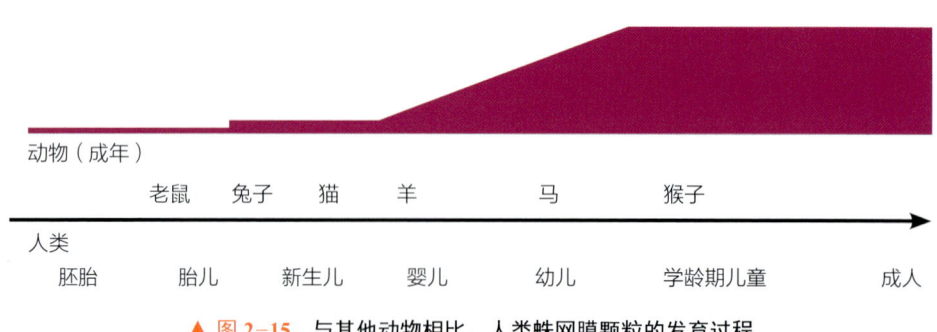

▲ 图 2-15　与其他动物相比，人类蛛网膜颗粒的发育过程

经许可转载，引自 Di Rocco[24]

而是以次要途径为主。随着年龄的增长，这种机制使蛛网膜颗粒逐渐趋于成熟，它变得越来越重要[24]（图 2-16）。目前认为，从蛛网膜下腔向 Virchow-Robin 间隙渗透的这一血管周围的脑脊液循环途径非常重要（图 2-17）。该间隙伴随脑实质深处的血管，并参与脑脊液（CSF）和间质液之间的重要交换[23]。这

第 2 章 脑室系统的解剖学和生理学
Anatomy and Physiology of the Ventricular System

种循环不仅起到清除大脑分子的作用，而且还提供与免疫系统的互动。在这个重要的交互过程中，生理功能可能被激活，如睡眠期间的大脑再生[25]。目前，关于脑脊液（CSF）的吸收，也提到了水通道蛋白 4（aquaporin 4，AQP4）的重要性。AQP4 是一种膜转运蛋白，存在于中枢神经系统，特别是在星形细胞足突的膜和室管膜细胞的基底外侧膜中。人们还注意到，由于软脑膜和室管膜细胞之间没有紧密连接；因此水和其他物质在脑实质和蛛网膜下腔之间可以自由通过[23]。

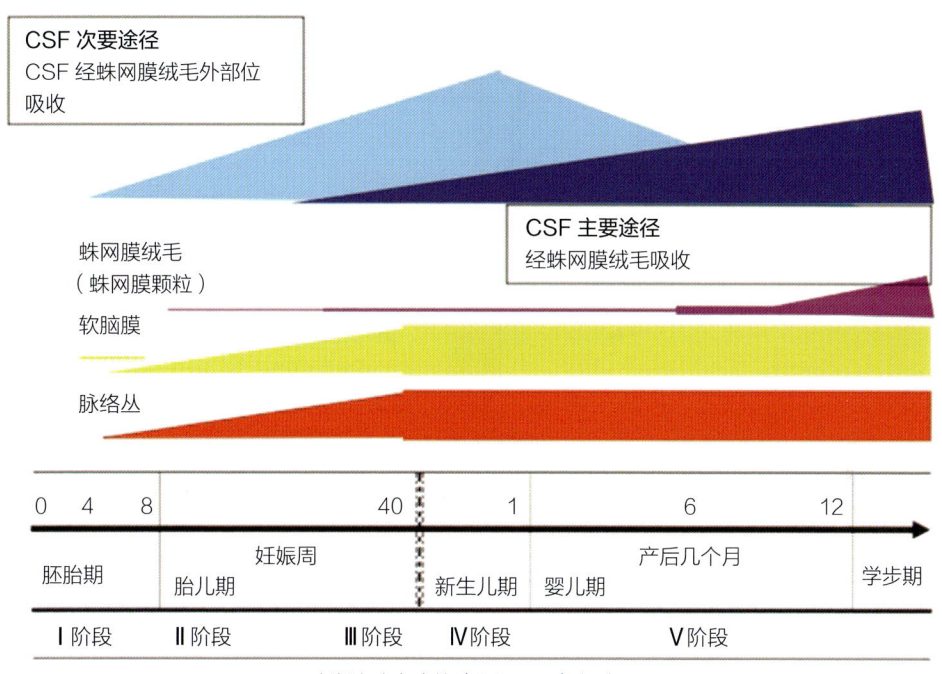

▲ 图 2-16　人类脑脊液动态成熟 Ⅰ～Ⅴ阶段
经许可转载，引自 Di Rocco[24]

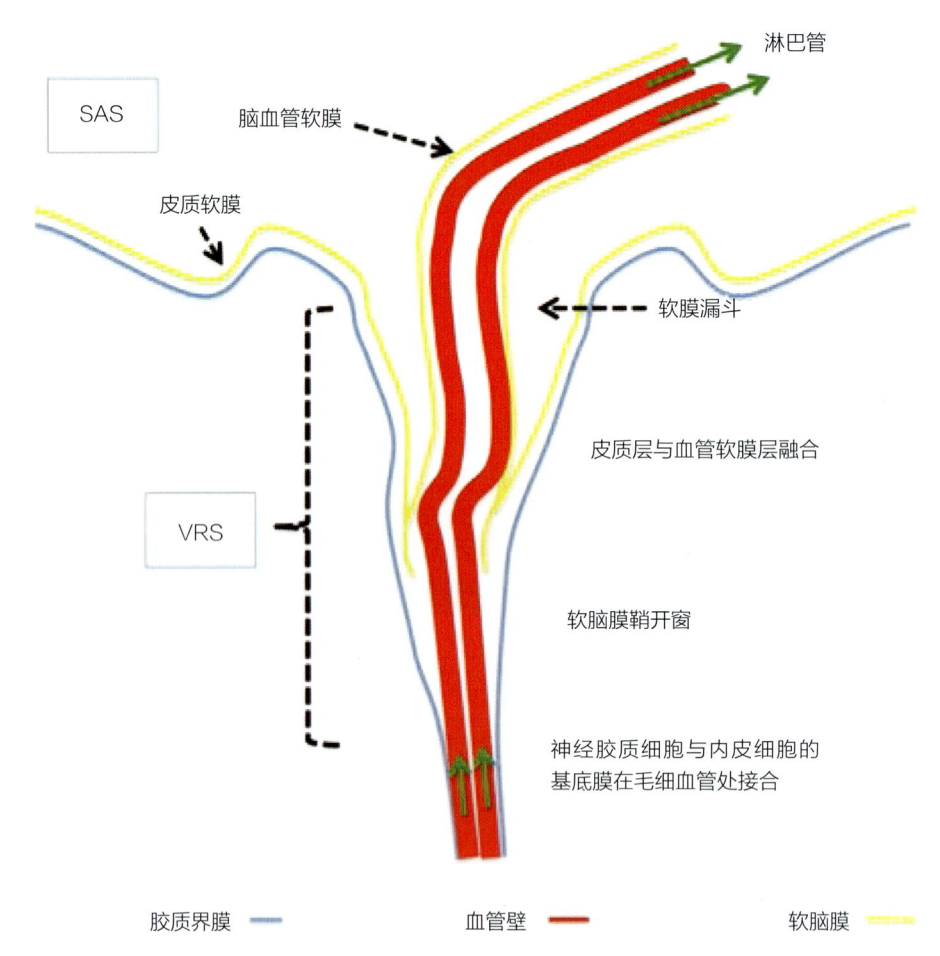

▲ 图 2-17 Virchow-Robin 空间（VRS）的形态

VRS 由胶质基底膜、软脑膜和内皮所描绘，由穿透到脑实质的血管周围空间组成。VRS 在神经胶质细胞基底膜和内皮细胞连接的毛细血管处闭塞。复杂的软脑膜结构可以理解为皮质软脑膜和血管软脑膜向 VRS 内陷。软脑膜漏斗也并非常规存在。动脉周围的软脑膜鞘延伸至 VRS，但开窗变得更明显，最终在血管的毛细血管前部分消失。与动脉不同（如图所示），静脉在 VRS 内没有软脑膜鞘。间质液可以通过壁内通路沿着毛细血管和小动脉的基底膜流入颅底的淋巴管（绿箭）。值得注意的是，该图并未描述最近提出的从蛛网膜下腔到实质的动脉周围脑脊液流，以及沿着静脉向外流入颈部淋巴管的脑脊液流。此外，在血管的外层基底膜和胶质细胞之间延伸的 VRS 是否代表一个充满液体的开放空间仍然是一个争论的问题。VRS. 血管周围间隙；SAS. 蛛网膜下腔（经许可转载，引自 Brinker 等[25]）

参考文献

[1] Von Staden H. Herophilus: the art of medicine in early Alexandria. New York: Cambridge University Press; 1989.

[2] Mortazavi MM, Adeeb N, Griessenauer CJ, Sheikh H, Shahidi S, Tubbs RI, et al. The ventricular system of the brain: a comprehensive review of its history, anatomy, histology, embryology, and surgical considerations. Childs Nerv Syst. 2014;30:19–35. https://doi.org/10.1007/s00381-013-2321-3.

[3] Gross CG. Brain, vision, memory: tales in the history of neuroscience. Cambridge: MIT Press; 1998.

[4] Tascioglu AO, Tascioglu AB. Ventricular anatomy: illustrations and concepts from antiquity to renaissance. Neuroanatomy. 2005;4:57–63.

[5] Telfer W. Cyril of Jerusalem and Nemesius of Emesa. Philadelphia: Westminster Press; 1955.

[6] Corner GW. Anatomical texts of the earlier middle ages: a study in the transmission of cultures. Carnegie Institute of Washington: Washington; 1927.

[7] Reisch G. Margarita philosophica. Schott: Freiburg; 1503.

[8] Woolam DMH. Concepts of the brain and its functions in classical antiquity. In: Poynter FNL, editor. The history and philosophy of knowledge of the brain and its function. Springfield: Thomas; 1958. p. 48–75.

[9] Singer CJ. A short history of anatomy from the Greeks to Harvey. 2nd ed. New York: Dover Publications; 1957.

[10] McMurrich JP. Leonardo da Vinci the anatomist. Baltimore: Williams and Wilkins; 1930.

[11] Clayton M. Leonardo da Vinci: the anatomy of man. Boston: Little, Brown and Company; 1992.

[12] Vinci L, Vangensten OCL, Fonahn A, Hopstock H. Quaderni di anatomia. Jacob Dubwad: Christiania; 1911-1916.

[13] Ariès P. The hour of our death. New York: Knopf; 1981.

[14] Peccatori S, Zuffi S. Piero della Francesca. London: Dorling Kindersley; 1999.

[15] Vesalius A. De humani corporis fabrica libri septem. Johannes Oporinus: Basel; 1543.

[16] Santos ARL, Fratzoglou M, Perneczky A. A historical mistake: the aqueduct of Sylvius. Neurosurg Rev. 2004;27:224–5. https://doi.org/10.1007/s10143-004-0334-9.

[17] Tubbs RS, Loukas M, Shoja MM, Shokouhi G, Oakes WJ. François Magendie (1783–1855) and his contributions to the foundations of neuroscience and neurosurgery. J Neurosurg. 2008;108:1038–42. https://doi.org/10.3171/JNS/2008/108/5/1038.

[18] Von Luschka H. Die Adergeflechte des menschlichen Gehirnes: eine Monographie. Berlin: Georg Reimer; 1855.

[19] Key A, Retzius MG. Studien in der Anatomie des Nervensystems und des Bindegewebes. Samson and Wallin: Stockholm; 1875.

[20] Dezena RA. Atlas of endoscopic neurosurgery of the third ventricle. Basic principles for ventricular approaches and essential intraoperative anatomy. Cham: Springer International Publishing AG; 2017. https://doi.org/10.1007/978-3-319-50068-3.

[21] Rhoton AL Jr. The lateral and third ventricles. Neurosurgery. 2002;51:S207–71.

[22] Standring S. Gray's anatomy: the anatomical basis of clinical practice. Edinburgh: Churchill Livingstone; 2008.

[23] Miyajima M, Arai H. Evaluation of the production and absorption of cerebrospinal fluid. Neurol Med Chir. 2015;55:647–56. https://doi.org/10.2176/nmc.ra.2015-0003.

[24] Oi S, Di Rocco C. Proposal of "evolution theory in cerebrospinal fluid dynamics" and minor pathway

hydrocephalus in developing immature brain. Childs Nerv Syst. 2006;22:662–9. https://doi.org/10.1007/s00381-005-0020-4.
25. Brinker T, Stopa E, Morrison J, Klinge P. A new look at cerebrospinal fluid circulation. Fluids Barriers CNS. 2014;11:10. https://doi.org/10.1186/2045-8118-11-10.
26. Hassin GB. The cerebrospinal fluid pathways (a critical note). J Neuropathol Exp Neurol. 1947;6:172–6.
27. Davson H, Segal MB. Physiology of the CSF and blood–brain barriers. 1st ed. New York: CRC Press; 1996.
28. Rodriguez EM, Blazquez JL, Guerra M. The design of barriers in the hypothalamus allows the median eminence and the arcuate nucleus to enjoy private milieus: the former opens to the portal blood and the latter to the cerebrospinal fluid. Peptides. 2010;31:757–76. https://doi.org/10.1016/j.peptides.2010.01.003.
29. Lehtinen MK, Walsh CA. Neurogenesis at the brain–cerebrospinal fluid interface. Annu Rev Cell Dev Biol. 2011;27:653–79. https://doi.org/10.1146/annurevcellbio-092910-154026.
30. Sawamoto K, Wichterle H, Gonzalez-Perez O, Cholfin JA, Yamada M, Spassky N, et al. New neurons follow the flow of cerebrospinal fluid in the adult brain. Science. 2006;311:629–32. https://doi.org/10.1126/science.1119133.
31. Del Bigio MR. The ependyma: a protective barrier between brain and cerebrospinal fluid. Glia. 1995;14:1–13. https://doi.org/10.1002/glia.440140102.
32. Siyahhan B, Knobloch V, de Zélicourt D, Asgari M, Schmid Daners M, Poulikakos D, et al. Flow induced by ependymal cilia dominates near-wall cerebrospinal fluid dynamics in the lateral ventricles. J R Soc Interface. 2014;11:20131189. https://doi.org/10.1098/rsif.2013.1189.
33. Lechtreck KF, Delmotte P, Robinson ML, Sanderson MJ, Witman GB. Mutations in hydin impair ciliary motility in mice. J Cell Biol. 2008;180:633–43. https://doi.org/10.1083/jcb.200710162.
34. Roth Y, Kimhi Y, Edery H, Aharonson E, Priel Z. Ciliary motility in brain ventricular system and trachea of hamsters. Brain Res. 1985;330:291–7. https://doi.org/10.1016/0006-8993(85)90688-2.
35. Ibanez-Tallon I, Pagenstecher A, Fliegauf M, Olbrich H, Kispert A, Ketelsen UP, et al. Dysfunction of axonemal dynein heavy chain Mdnah5 inhibits ependymal flow and reveals a novel mechanism for hydrocephalus formation. Hum Mol Genet. 2004;13:2133–41. https://doi.org/10.1093/hmg/ddh219.
36. Tissir F, Qu Y, Montcouquiol M, Zhou L, Komatsu K, Shi D, et al. Lack of cadherins Celsr2 and Celsr3 impairs ependymal ciliogenesis, leading to fatal hydrocephalus. Nat Neurosci. 2010;13:700–7. https://doi.org/10.1038/nn.2555.
37. Lee L. Riding the wave of ependymal cilia: genetic susceptibility to hydrocephalus in primary ciliary dyskinesia. J Neurosci Res. 2013;91:1117–32. https://doi.org/10.1002/jnr.23238.
38. Davson H. Formation and drainage of the cerebrospinal fluid. Sci Basis Med Annu Rev. 1966:238–59.
39. Davson H, Domer FR, Hollingsworth JR. The mechanism of drainage of the cerebrospinal fluid. Brain. 1973;96:329–36.
40. Johanson CE, Duncan JA 3rd, Klinge PM, Brinker T, Stopa EG, Silverberg GD. Multiplicity of cerebrospinal fluid functions: new challenges in health and disease. Cerebrospinal Fluid Res. 2008;5:10. https://doi.org/10.1186/1743-8454-5-10.
41. Weed LH. Studies on cerebro-spinal fluid. No. II: the theories of drainage of cerebro-spinal fluid with an analysis of the methods of investigation. J Med Res. 1914;31:21–49.
42. Dezena RA. The ventricular system. In: Atlas of endoscopic neurosurgery of the third ventricle. Cham: Springer; 2017. p. 3–34.

下篇　现代技术
State-of-the-Art

第 3 章 神经内镜脑室解剖
Endoscopic Ventricular Anatomy

张茂柏 程建华 赵 澎 李 雄 朱旭强 **译**

一、基本概况

介观解剖学是由 Kurze 提出的，介于宏观解剖学和微观解剖学之间的一种体系，通常以"mm"作为计量单位[1]，无论是显微镜还是神经内镜都可以观测到。但是由于神经内镜下的解剖与显微镜不同，会对神经内镜手术带来一些影响，其中包括：①神经内镜可以到达显微镜光源照不到的部分，提供更加宽广的视野和视角[2, 3]，类似"鱼眼效应"。另外，内镜下结构的大小会随着镜头的远近而变化，如距离镜头前方很近的分支血管，看上去会比血管主干粗 2 倍。②内镜对手眼之间协调性的要求很高，在鼻腔的狭窄空间里要安全掌握器械的位置、方向，以及精细操作，使得内镜下操作非常困难[2, 4]。需要强调的是，显微镜下的视野是立体的，即 3D 图像，这是内镜无法呈现的，也是内镜的主要缺点。目前，3D 显示器可以改善内镜下的平面视觉。此外，术中冲洗镜头也是产生平面图像的一个额外因素。③显微镜下的几何图像与内镜下视野正好相反。显微镜下是锥形视野，尖端朝向术野深部，底部位于大脑表面，内镜下几何图像被光学系统倒置，顶点指向内镜头端，基底伸向术野深部[5]。在显微镜下，术者可以专注于景深，利用操作平面所显示的结构作为解剖参照。内镜的镜头位于器械的顶端，视野只能显示镜头前方的结构，而看不到周围及后方的影像。因此，在向术腔深部推进时，只能通过移动调整内镜来显露其后方区域。所有这些因素和局限性都对了解脑室系统的解剖学具有无可质疑的重要性[6]。

二、侧脑室

侧脑室是一个围绕丘脑的 C 形腔，位于大脑深处，沿着脉络膜裂的轮廓走行。从胚胎学角度来说，这些结构来自端脑囊泡。每个侧脑室由 5 个部分组成，包括额角、体部、房部、枕角和颞角[7]。额角是侧脑室位于 Monro 孔前方的部分。侧脑室体部为从 Monro 孔后缘到胼胝体和穹窿汇合点的部分。此点也是透明隔的终点。侧脑室的房部及其向枕叶延伸部分形成一个三角形，其前端基底位于丘脑枕部，后尖端位于枕叶。枕角是一个以房部为基底尖端向后的三角形。颞角是侧脑室的下方部分，由房部延续而来，向前向外延伸。每个部分都有内侧壁、外侧壁、顶壁和底。此外，额角、颞角和房部还有前壁。这些壁由丘脑、透明隔、白质、胼胝体、尾状核和穹窿组成[8, 9]。Monro 孔连接侧脑室和第三脑室，形状可以呈椭圆形或圆形。Monro 孔的通道走行从侧脑室角度来看从内上到外下[10]。Monro 孔的大小和形状取决于侧脑室的大小，如果侧脑室小，孔呈新月形，前后分别被穹窿的凹陷和丘脑前结节限制。随着侧脑室的增大，孔逐渐向圆形过渡。Monro 孔大小为 5mm×3mm[11]。Monro 孔的平面大致呈向内，腹侧尾侧走向[12]。Monro 孔不仅是连接侧脑室和第三脑室的通道，还是一些重要结构的汇聚点，如脉络丛和重要的静脉丛。Monro 孔的定位标志可能主要依赖于脉络丛，因为附近的静脉可能缺如，可能不容易辨认或引流分支、结构形态，以及引流入大脑内静脉位置存在很多变异。脉络丛最显著的地方是侧脑室的颞角和房部[11]。在颞角，脉络丛贴敷于海马的上部向外侧伸展。在房部，脉络丛形成突出的三角形丛状结构，即脉络球，这个结构经常在放射学研究里面被认为是瘤样生长物。在丘脑和穹窿的边缘，有一些带状的压迹，这是脉络丛的附着处。在丘脑上的叫丘脑带，在穹窿侧裂上的叫穹窿带。脉络膜裂从 Monro 孔发出，沿着侧脑室中央部的内侧壁，房部和颞角延伸至钩回后的下脉络点。第三脑室的脉络丛自第三脑室的顶壁中线两侧向下突出。这些平行的条状脉络丛附着在第三脑室顶部靠近丘脑髓纹，向后延伸到松果体上隐窝。侧脑室和第三脑室的脉络丛由脉络膜前动脉，脉络膜后内和后外动脉供血。脉络膜前动脉由颈内动脉发出进入侧脑室颞角。脉络膜后外侧动脉由大脑后动脉发出进入侧脑室颞角，房部以及侧脑室中央部。脉络膜后内侧动脉自大脑后动脉发出进入第三脑室顶部。下方术中图片以 Kocher 点为参照，位于冠状缝前 2cm，中线旁开 2cm。此点是内镜脑室手术的主要入路[13]。侧脑室的内镜观察角度示意图在图 3-1 至图 3-4 中展现。真实图片参考图 3-5 至图 3-8。

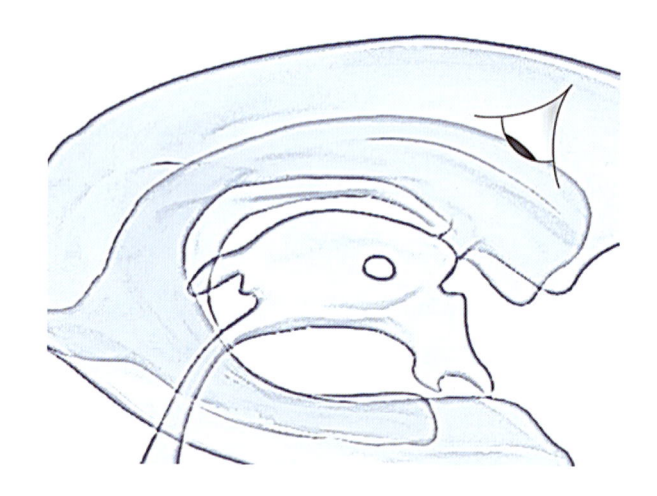

▲ 图 3-1 内镜观察 Monro 孔区域的角度

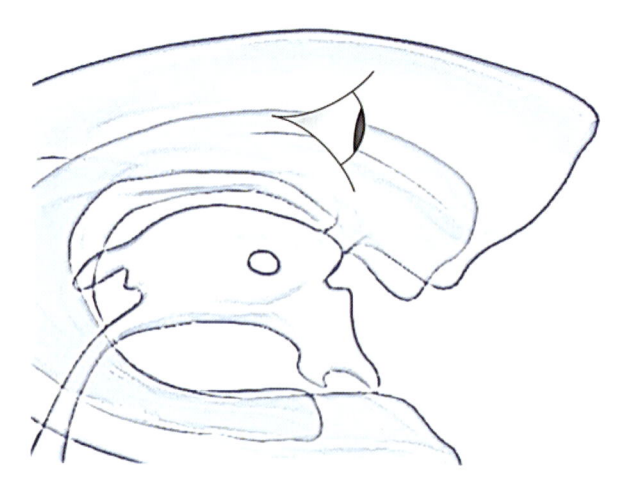

▲ 图 3-2 内镜观察额角的角度

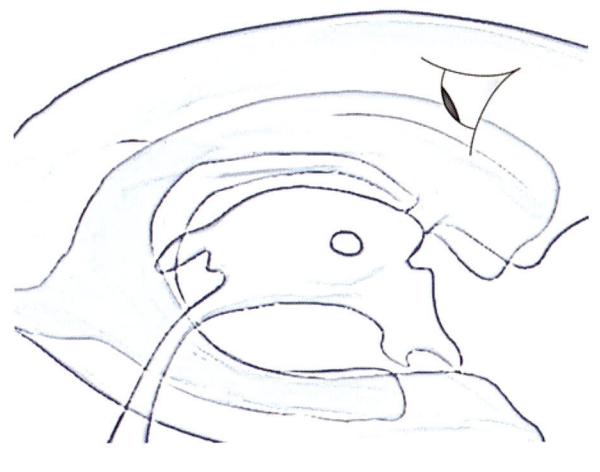

▲ 图 3-3　内镜观察侧脑室体部的角度

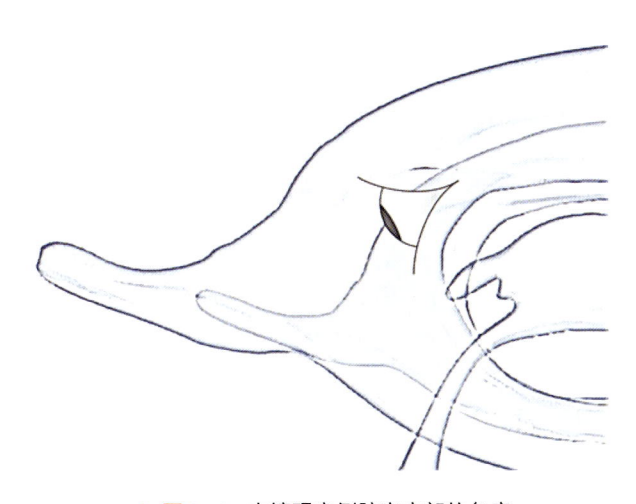

▲ 图 3-4　内镜观察侧脑室房部的角度

三、第三脑室

第三脑室是位于中线上狭窄的漏斗状的单腔，前上方通过双侧室间孔与双侧侧脑室相通，后下方通过导水管与第四脑室相通。成人第三脑室的平均宽度为 5.5mm[14]。脑积水患者经内镜下第三脑室底造瘘术后，第三脑室的扩张形态

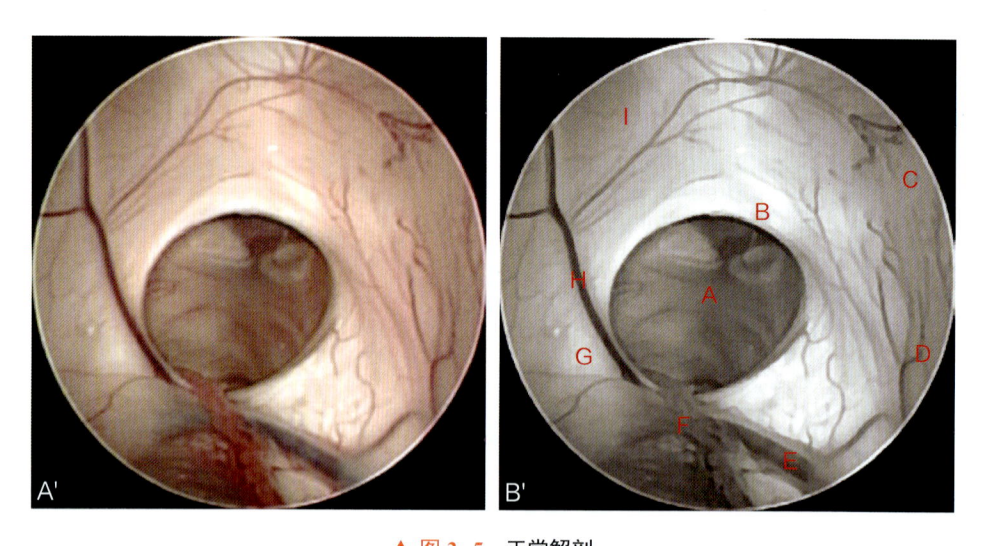

神经内镜下第三脑室底造瘘术
Endoscopic Third Ventriculostomy: Classic Concepts and a State-of-the-Art Guide

▲ 图 3-5 正常解剖
A. Monro 孔；B. 穹窿柱；C. 额角；D. 尾状核头；E. 丘脑纹状体上静脉；F. 脉络丛；G. 穹窿体；
H. 透明隔前静脉；I. 透明隔

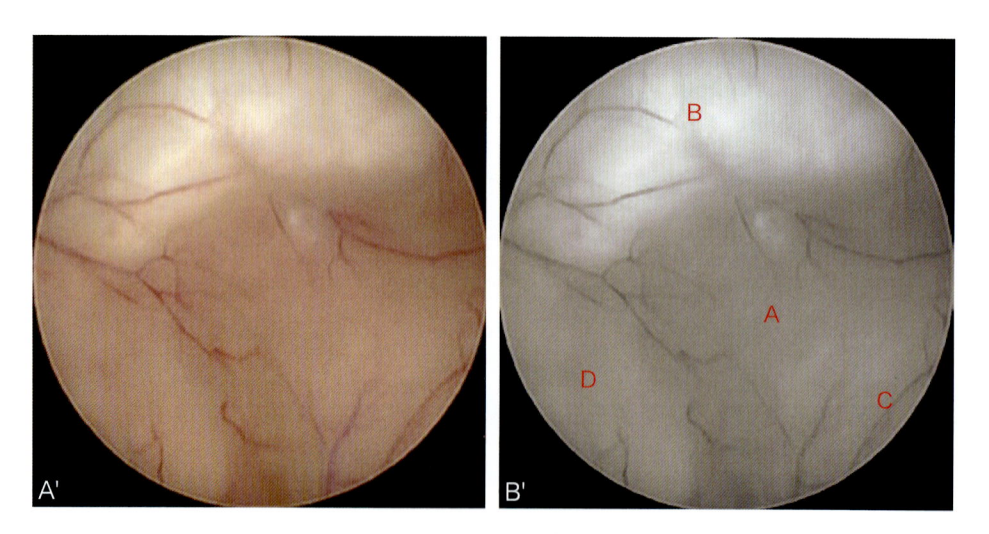

▲ 图 3-6 正常解剖
A. 额角；B. 胼胝体膝部；C. 尾状核头；D. 透明隔

消失，在磁共振成像（magnetic resonance imaging，MRI）上可见如下改变，第三脑室的宽度和高度减小、第三脑室底趋于平直、漏斗角锐化[15]。第三脑室底由视交叉向后延伸至导水管开口，至少包含 12 个下丘脑核团，可以向前下疝出[16]。

第 3 章 神经内镜脑室解剖
Endoscopic Ventricular Anatomy

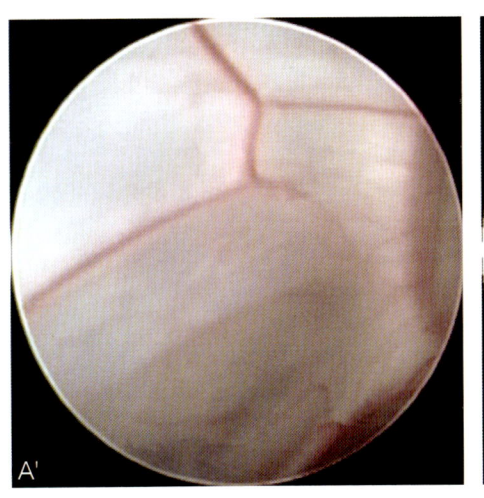

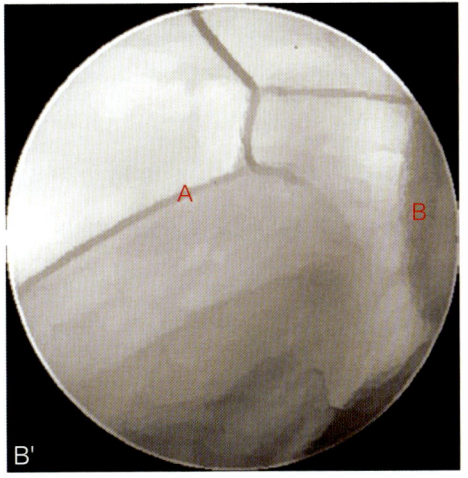

▲ 图 3-7 正常解剖结构
A. 间隔静脉；B. 前间隔静脉
经许可转载，引自 Dezena[27]

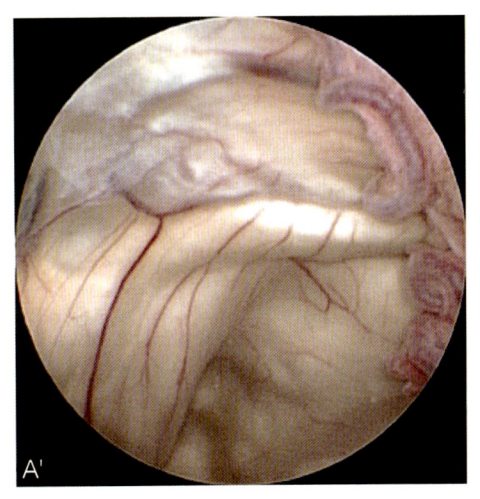

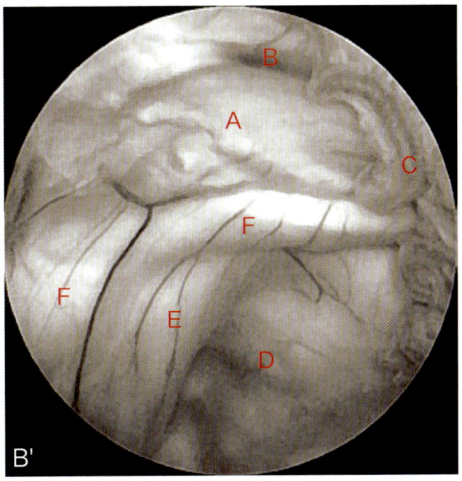

▲ 图 3-8 正常解剖学结构
A. 透明隔；B. 后隔静脉；C. 脉络膜上静脉；D. 侧隆起；E. 禽距；F. 枕角球部
经许可转载，引自 Dezena[27]

解剖学上分为 3 部分：①乳头体前区，由漏斗到乳头体前沟，由下丘脑菲薄灰质构成；②脚间区，由乳头体后隐窝到脚间池后缘，同样由下丘脑灰质构成，但比乳头体前区稳固；③大脑脚区，相当于大脑脚的位置（中脑顶部），为最稳固

045

的区域，由大脑脚顶内侧面构成，其上附着一层室管膜，大脑脚区与脚间区形成一平滑的角度，该角即为大脑脚区的前界[17]。第三脑室底在结构上由前半部的间脑结构和后半部的中脑结构构成。由下往上看，第三脑室底结构中由前至后依次是视交叉、漏斗、灰结节、乳头体、后穿质、位于大脑脚顶内侧部的中脑被盖。漏斗位于视交叉和灰结节之间，移行为垂体柄，呈漏斗状的红黄色空腔结构，凸向垂体的后部并与之相连[5]。由上向第三脑室内观察，可见横向的视交叉隆起[12, 18]，为第三脑室底的前界，漏斗隐窝位于视交叉的后部，一般为微橙色或微红色[19]。乳头体和导水管之间呈光滑凹面，前方覆盖后穿质，后方覆盖大脑脚和中脑被盖。第三脑室底造瘘术中最重要的参考结构为乳头体、漏斗和搏动的基底动脉[20]。乳头体和漏斗之间的距离为6mm，对于第三脑室底造瘘而言，这是一个非常安全的区域[21]。脑积水患者中第三脑室底漏斗区下陷，乳头体区相对上抬，导致术中造瘘相对困难[19]。灰结节是位于乳头体前方的重要的下丘脑灰质团块，向前与漏斗融合。灰结节上抬围绕漏斗根部周围，灰结节形成下丘脑正中隆起，向两侧达视束和大脑脚[22]。内镜下灰结节呈半透明状、深蓝色，漏斗隐窝呈淡红色，灰结节在视交叉前后均可看到[23]。灰结节的血供主要来源于后交通动脉[24]和颈内动脉[23, 25]的1～10个下间脑支。乳头体是位于灰结节后面的圆形隆起，乳头体是在MRI上能够唯一看到的核团[16]，乳头体是两个球形结构，直径5mm，位于下丘脑的后界的下面，在内镜视野下一个靠近中线，另一个稍偏外侧[26]。内镜下第三脑室底分为前、中、后部[13]（图3-9）。

（一）前段

第三脑室前段的内镜解剖对于内镜下第三脑室底造瘘至关重要。第三脑室前段的内镜观察角度方向见图3-10，内镜下图像见图3-11。

（二）中段

中段可见下丘脑黏合，或多或少依赖于年龄，小儿更多见。第三脑室中段的内镜观察角度方向见图3-12，内镜下图像见图3-13。

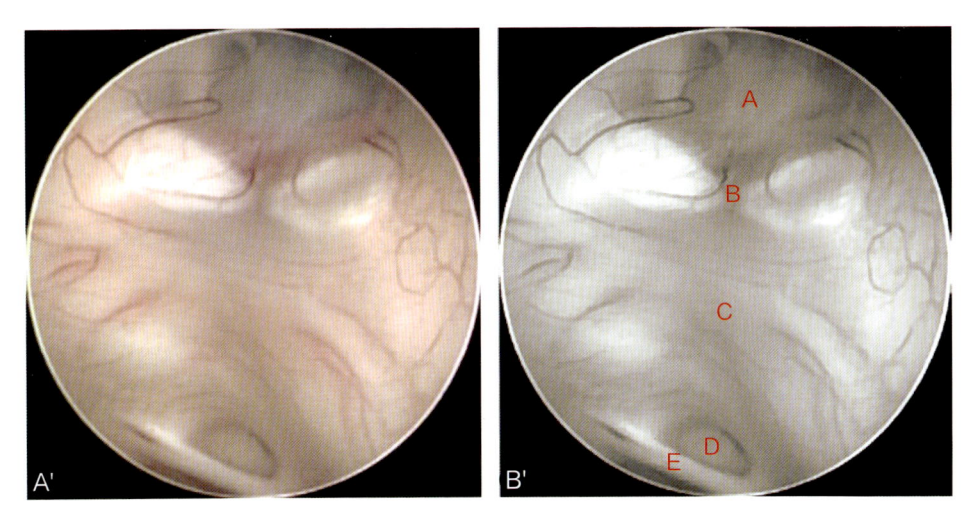

▲ 图 3-9 正常解剖

A. 灰结节；B. 乳头体；C. 第三脑室底中段；D. 中脑导水管；E. 后连合

经许可转载，引自 Dezena[28]

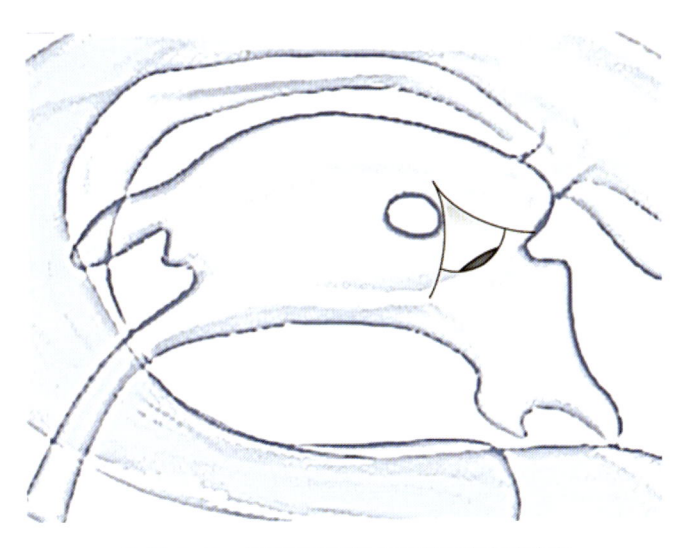

▲ 图 3-10 第三脑室前段的内镜观察角度方向

（三）后段

第三脑室后段的解剖对于内镜下导水管成形术和肿瘤活检术特别有帮助。第三脑室后段的内镜观察角度方向见图 2-14，内镜下图像见图 3-15。

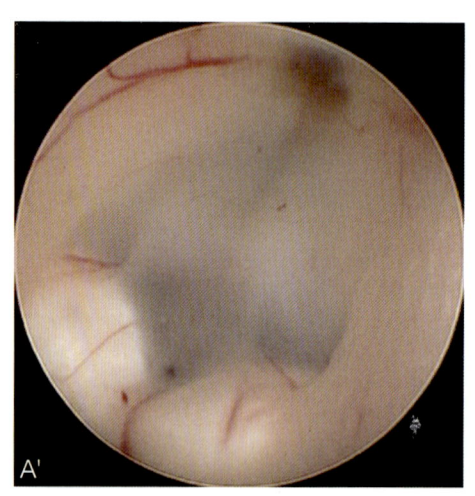

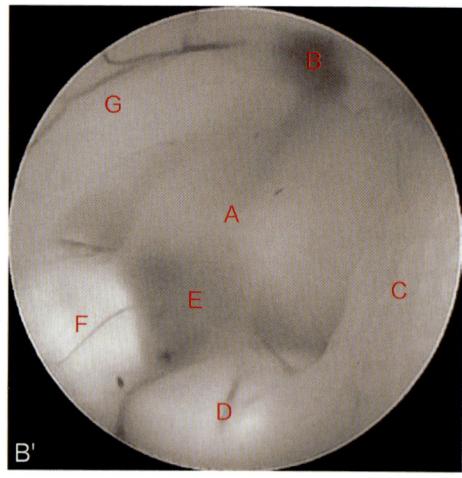

神经内镜下第三脑室底造瘘术
Endoscopic Third Ventriculostomy: Classic Concepts and a State-of-the-Art Guide

▲ 图 3-11 正常解剖
A. 灰结节；B. 漏斗隐窝；C. 右侧下丘脑；D. 右侧乳头体；E. 乳头体前隐窝；F. 左侧乳头体；G. 左侧下丘脑（经许可转载，引自 Dezena[28]）

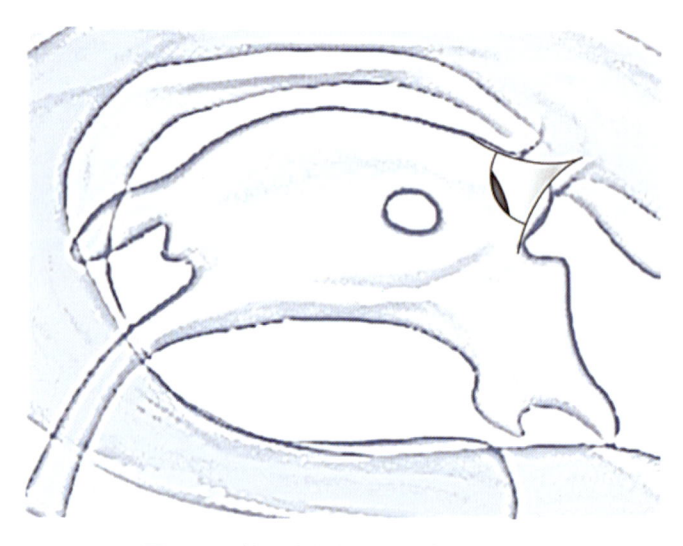

▲ 图 3-12 第三脑室中段的内镜观察角度方向

第 3 章 神经内镜脑室解剖
Endoscopic Ventricular Anatomy

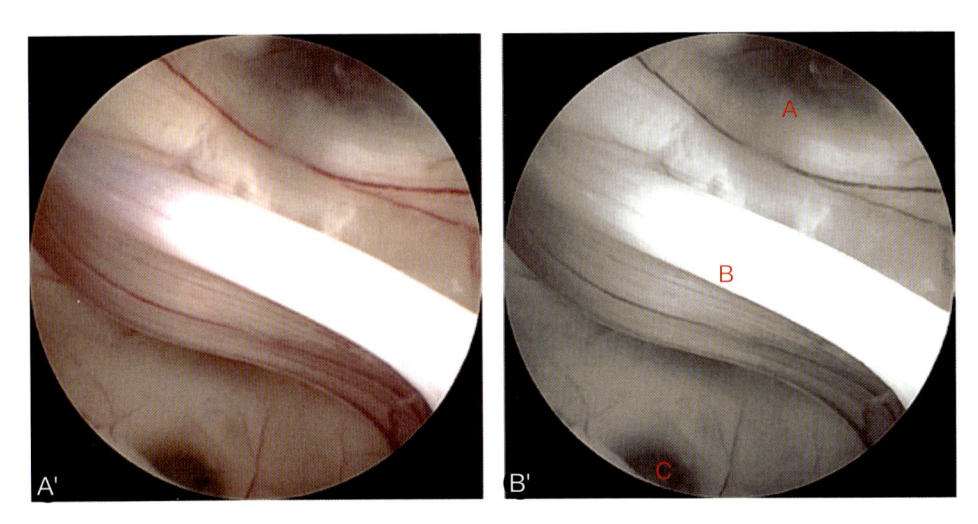

▲ 图 3-13 正常解剖
A. 乳头体后隐窝；B. 丘脑间黏合；C. 中脑导水管入口（经许可转载，引自 Dezena[28]）

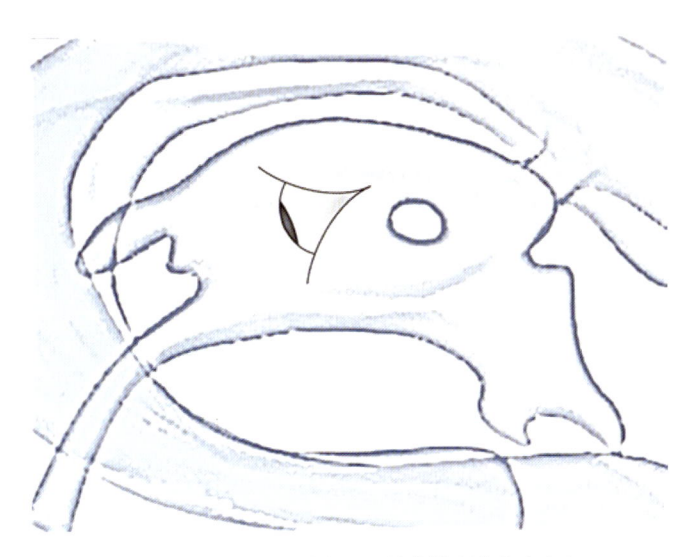

▲ 图 3-14 第三脑室后段的内镜观察角度方向

049

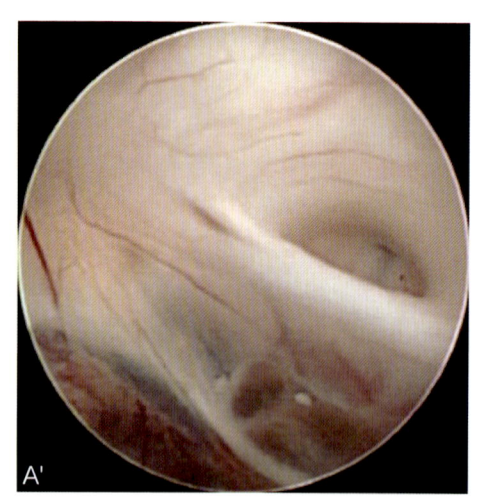

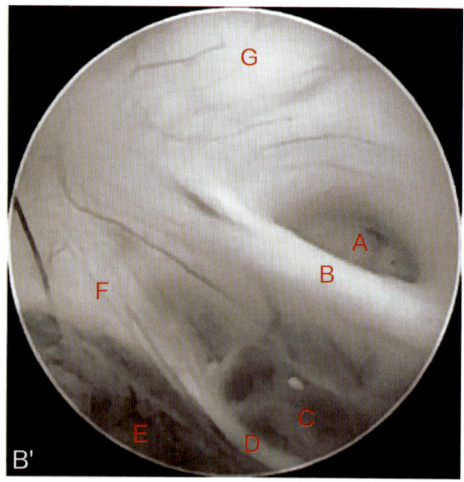

神经内镜下第三脑室底造瘘术
Endoscopic Third Ventriculostomy: Classic Concepts and a State-of-the-Art Guide

▲ 图 3-15　正常解剖
A. 中脑导水管入口；B. 后连合；C. 松果体隐窝和松果体；D. 缰联合；E. 松果体上隐窝；F. 缰三角；G. 左侧丘脑

经许可转载，引自 Dezena[28]

参考文献

[1] Jannetta PJ. Gross (mesoscopic) description of the human trigeminal nerve and ganglion. J Neurosurg. 1967;26(1):109–11.

[2] Resch KD, Perneczky A, Tschabitscher M, Kindel S. Endoscopic anatomy of the ventricles. Acta Neurochir Suppl. 1994; 61:57–61.

[3] Burtscher J, Dessl A, Maurer H, Seiwald M, Felber S. Virtual neuroendoscopy, a comparative magnetic resonance and anatomical study. Minim Invasive Neurosurg. 1999;42(3):113–7.

[4] Matula C, Tschabitscher M, Kitz K, Reinprecht A, Koos WT. Neuroanatomical details under endoscopical view- relevant for radiosurgery? Acta Neurochir Suppl. 1995;63:1–4.

[5] King WA, Frazee JG, De Salles AAF. Endoscopy of the central and peripheral nervous system. New York: Thieme; 1998.

[6] Romero ADCB, Aguiar PHP, Borchartt TB, Conci A. Quantitative ventricular neuroendoscopy performed on the third ventriculostomy: anatomic study. Neurosurgery. 2011;68(2 Suppl Operative):347–54; discussion 353–4. https://doi.org/10.1227/NEU.0b013e318211449a.

[7] Jacobson S, Marcus EM. Meninges, ventricular system and vascular system. In: Jacobson S, Marcus EM, editors. Neuroanatomy for the neuroscientist. New York: Springer; 2008. p. 399–407.

[8] Rhoton AL. The lateral and third ventricles. Neurosurgery. 2002;51(suppl 1):209–72.

[9] Timurkaynak E, Rhoton AL, Barry M. Microsurgical anatomy and operative approaches to the lateral ventricles. Neurosurgery. 1986;19(5):685–723.

[10] Grunert P, Perneczky A, Resch KDM. Endoscopic procedures through the foramen interventriculare of Mon-

ro under stereotactical conditions. Minim Invasive Neurosurg. 1994;37(1):2–8.
[11] Fujii K, Lenkey C, Rhoton AL. Microsurgical anatomy of the choroidal arteries: lateral and third ventricles. J Neurosurg. 1980;52(2):165–88.
[12] Cuello LM, Gagliardi CE. Anatomía endoscópica del sistema ventricular. In: Técnicas actuales en neurocirugía endoscópica. Buenos Aires: Ediciones de la Guadalupe; 2007. p. 95–106.
[13] Dezena RA. Atlas of endoscopic neurosurgery of the third ventricle. Basic principles for ventricular approaches and essential intraoperative anatomy. Cham: Springer International Publishing AG; 2017. https://doi.org/10.1007/978-3-319-50068-3.
[14] Lang J. Anatomy of the midline. Acta Neurochir Suppl. 1985;35:6–22.
[15] Ernestus R-I, Krüger K, Ernst S, Lackner K, Klug N. Relevance of magnetic resonance imaging for ventricular endoscopy. Minim Invasive Neurosurg. 2002;45(2):72–7.
[16] Loes DJ, Barloon TJ, Yuh WT, DeLaPaz RL, Sato Y. MR anatomy and pathology of the hypothalamus. AJR Am J Roentgenol. 1991;156(3):579–85.
[17] Corrales M, Torrealba G. The third ventricle. Normal anatomy and changes in some pathological conditions. Neuroradiology. 1976;11(5):271–7.
[18] Vinas FC, Dujovny N, Dujovny M. Microanatomical basis for the third ventriculostomy. Minim Invasive Neurosurg. 1996; 39(4):116–21.
[19] Çataltepe O. Endoscopic third ventriculostomy: indications, surgical technique, and potential problems. Turk Neurosurg. 2002;12:65–73.
[20] Zohdi A, Ibrahim I. Variations in the site and size of third ventriculocisternostomy. Minim Invasive Neurosurg. 1998;41 (4):194–7.
[21] Lang J. Topographic anatomy of preformed intracranial spaces. Acta Neurochir Suppl. 1992;54:1–10.
[22] Oka K, Go Y, Kin Y, Tomonaga M. An observation of the third ventricle under flexible fiber optic ventriculoscope: normal structure. Surg Neurol. 1993;40(4):273–7.
[23] Lang J. Surgical anatomy of the hypothalamus. Acta Neurochir. 1985;75(1–4):5–22.
[24] Vinas FC, Panigrahi M. Microsurgical anatomy of the Liliequist membrane and surrounding neurovascular territories. Minim Invasive Neurosurg. 2001;44(2):104–9.
[25] Romero ADCB, Silva CE, Aguiar PHP. The distance between the posterior communicating arteries and their relation to the endoscopic third ventriculostomy in adults: an anatomic study. Surg Neurol Int. 2011;2:91. https://doi.org/10.4103/2152-7806.82373.
[26] Denby CE, Vann SD, Tsivilis D, Aggleton JP, Montaldi D, Roberts N, Mayes AR. The frequency and extent of mammillary body atrophy associated with surgical removal of a colloid cyst. Am J Neuroradiol. 2009;30(4):736–43. https://doi.org/10.3174/ajnr.A1424.
[27] Dezena RA. Entering the third ventricle: the lateral ventricle. In: Atlas of endoscopic neurosurgery of the third ventricle. Cham: Springer; 2017. p. 69–119.
[28] Dezena RA. Inside the third ventricle. In: Atlas of endoscopic neurosurgery of the third ventricle. Cham: Springer; 2017. p. 121–208.

第 4 章 内镜神经外科基本原则
Basic Principles of Endoscopic Neurosurgery

王 汉 程建华 赵 澎 唐海涛 **译**

一、基本概念

神经内镜在过去 20 年中得到广泛传播，主要是由于现代光学系统、摄像机和高清监视器的发展。基于这些进展，该技术得到了巩固，并最终与全球的神经外科技术结合在一起。目前，神经内镜强制与神经外科住院医师培训相结合；在住院医师期间未接受过该技术培训的神经外科医生，将获得全球最高质量的实践课程。目前，神经内镜可分为内镜神经外科、内镜控制显微神经外科和内镜辅助显微神经外科[1-3]。后两者的例子分别是垂体肿瘤的鼻内手术和脑动脉瘤显微外科夹闭的术中内镜检查。内镜神经外科或"通道内镜"包括在脑室腔中使用神经内镜光学系统，和可供器械通过一个或多个工作通道。重要的是要记住，与手术显微镜相比，内镜提供了一个完全不同的视角，有优点也有缺点。目前，采用 Hopkins 柱状透镜系统的脑室神经内镜系统（Karl Storz GmbH & Co. KG, Tuttlingen, Germany）（图 4-1）是世界上应用最广泛的系统，可提供出色的图像分辨率和良好的全景（广角）视觉，甚至可以看到不在内镜正前方的病变[1, 2]。通过这种全景视野，脑室穿刺被认为非常准确和安全。神经内镜的另一个主要优点是，在手术过程中无须调整焦距，这与手术显微镜不同，手术显微镜需要连续调整，尤其是在高放大倍率下。另外，神经内镜最明显的缺点是缺乏立体感。这种缺陷可以通过一种天文学现象（称为视差）得以缓解。这种现象能体验到距离内镜较近的物体移动比较距离较远的物体速度更快，从而提供了类似 3D 的效果[1, 2]。立体视觉的不足可以通过实验训练和学

第 4 章 内镜神经外科基本原则
Basic Principles of Endoscopic Neurosurgery

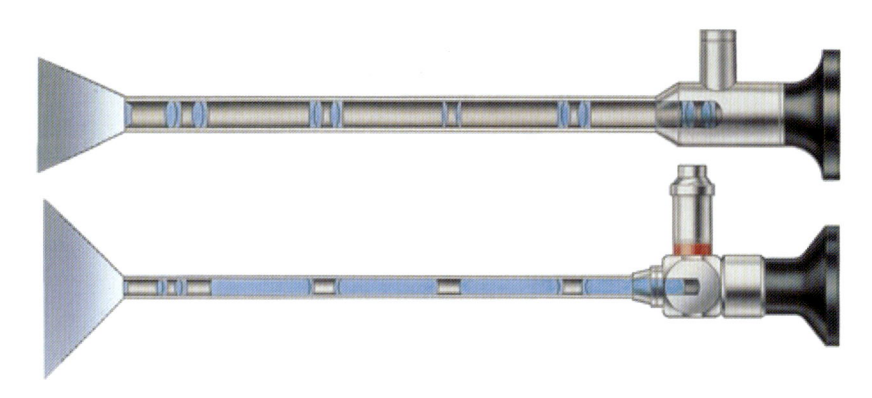

▲ 图 4-1 Hopkins 柱状晶体透镜系统（© KARL STORZ SE & Co. KG, Germany）

习曲线得到弥补。另一个主要缺点是与显微镜相比，图像分辨率较低。这是由于显微镜自身的特点，如直径更大的物镜。其实，外科医生是通过透镜系统直接观察结构，视网膜相当于捕捉图像的传感器。在内镜摄像系统中，捕获图像的传感器是 CCD，它位于摄像机的前端，并与光学系统耦合。即使最近引进了全高清摄像机，其分辨率极高，可以产生 1080P 和 200 万像素的图像，但这种图像仍然无法与人类视网膜的力量相媲美[2]。内镜神经外科的一般适应证是脑脊液循环障碍、脑室和脑室旁蛛网膜囊肿，以及脑室内病变[4-7]。恢复脑脊液循环的最常见技术是内镜下第三脑室底造瘘术、透明隔造口术、室间孔成形术、带或不带支架的导水管成形术、囊壁开窗术、活检和肿瘤切除术[8-14]。

二、基本技术

进入脑室系统的最常见点是 Kocher 点，它位于冠状缝线前方 2cm 处，中线外侧 2cm 处（图 4-2）。根据要治疗的疾病，可以使用其他脑室穿刺点[15]（图 4-3）。在成人和 1 岁以上的儿童中，可以通过颅骨钻孔进行，对于婴儿来说，囟门可能是神经内镜的生理通道[16]（图 4-4 和图 4-5）。在开始手术之前，检查监视器的位置是很重要的，以使术者尽可能舒适。理想情况下，监视器应放置在术者眼睛的水平正前方，以避免手臂的移动影响到眼睛的观察。对于成年人和年龄较大的儿童，可以用高速磨钻进行颅骨钻孔，硬脑膜十字形开放，其

053

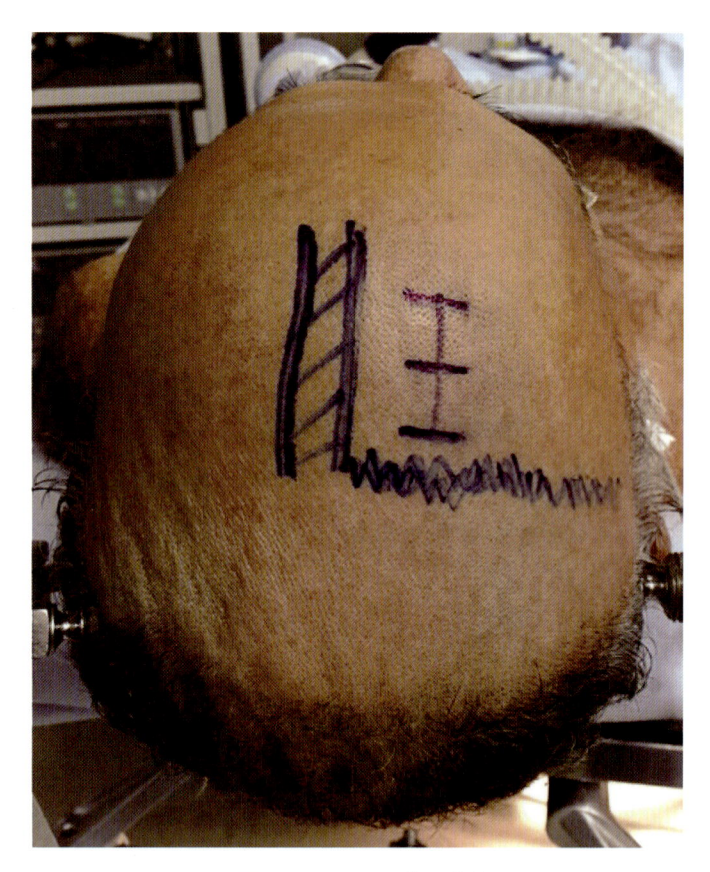

神经内镜下第三脑室底造瘘术
Endoscopic Third Ventriculostomy: Classic Concepts and a State-of-the-Art Guide

▲ 图 4-2 Kocher 点（成人）

边缘用双极进行电凝处理。在新生儿中，硬脑膜以线性形式打开，以便在手术后缝合[16]（图 4-6）。在内镜神经外科手术中，神经内镜本身就是可视化工具，器械通过它的工作通道进入每个系统。目前，市场上有几种系统，各有优缺点。紧凑型系统，如 Oi HandyPro 和 Gaab 系统（Karl Storz GmbH & Co. KG, Tuttlingen, Germany），除了出色的图像质量外，还允许双手移动（图 4-7 和图 4-8）。脑室穿刺后，可以在助手的帮助下双手或四手进行手术。一些神经内镜医生喜欢使用铰接支架来固定神经内镜，并允许术者腾出双手通过工作通道来操作器械，这取决于神经内镜的类型。还有一种选择是神经内镜医生操作光学器件，助手操作器械而不必担心导航方向[17]。

在这种情况下，在一些具有多个工作通道的系统中，可能会进行一些同

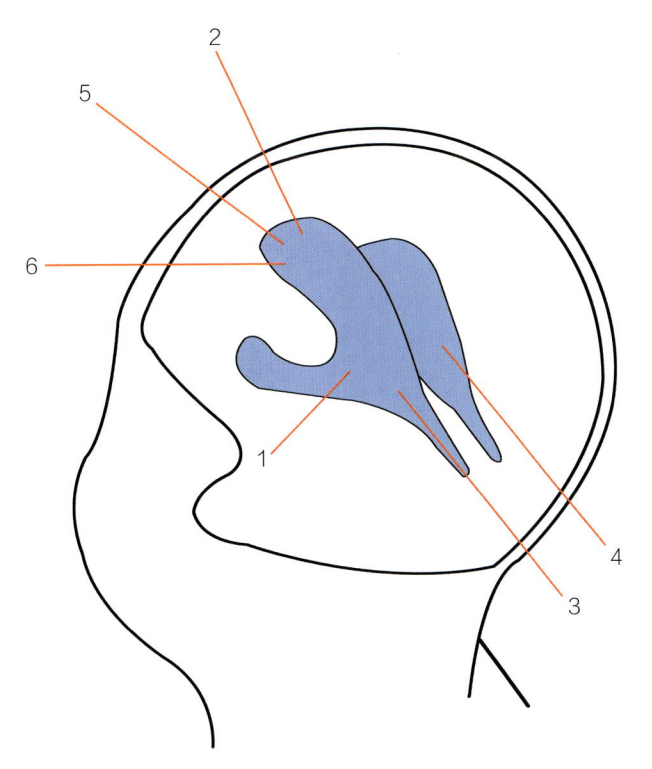

第 4 章　内镜神经外科基本原则
Basic Principles of Endoscopic Neurosurgery

▲ 图 4-3　所有颅外脑室穿刺点示意
1. Keen；2. Kocher；3. Dandy；4. Frazier；5. Kaufman；6. Tubbs（经许可转载，引自 Mortazavi 等[15]）

轴的手术操作，显然不如手术显微镜那样优雅[18]。第三种选择无疑是最好的，因为它允许内镜完全不受阻碍地移动，这就是双手技术[19]。在这种情况下，用非惯用手操作光学元件进行穿刺或处理，而用惯用手操作器械。Oi 系统是专门为此而设计的[19, 20]（图 4-9）。Gaab 系统虽然不是专门为这种技术设计的，但鉴于其紧凑的外形，适合于这种情况（图 4-10）。由于内镜穿刺发生在透明的液体介质中，即使是少量的血液也会使结构的可视化变得不可能。因此，必须通过神经内镜系统用生理盐水或乳酸钠林格注射液（始终加热到体温）持续冲洗，这也有助于防止脑室塌陷。根据手术时间的长短，神经内镜医生可以坐着或站着进行手术。内镜手术完成后，正确的闭合极为重要。一方面，对于成人和年龄较大的儿童，凝胶泡沫用于皮质/皮质下隧道，它具有包含生物胶的

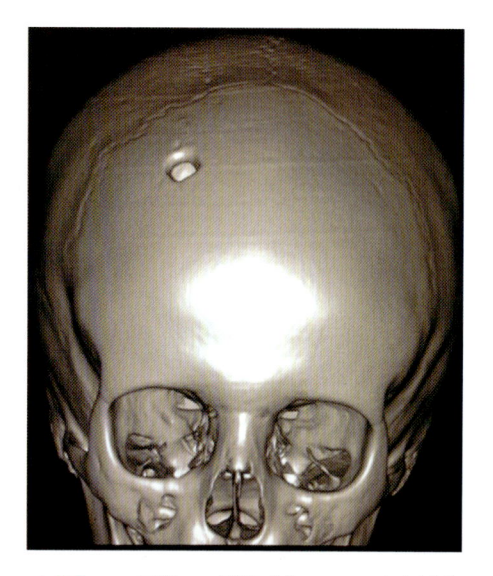

神经内镜下第三脑室底造瘘术
Endoscopic Third Ventriculostomy: Classic Concepts and a State-of-the-Art Guide

▲ 图 4-4　三维 CT 重建成人 Kocher 点穿刺孔
经许可转载，引自 Mortazavi 等 [15]

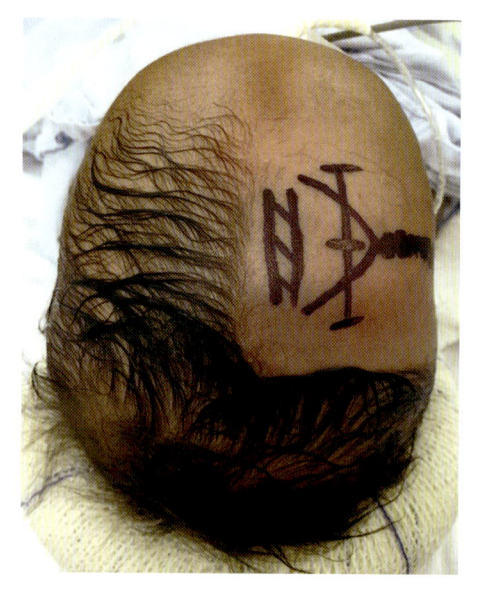

▲ 图 4-5　经囟门入路详图

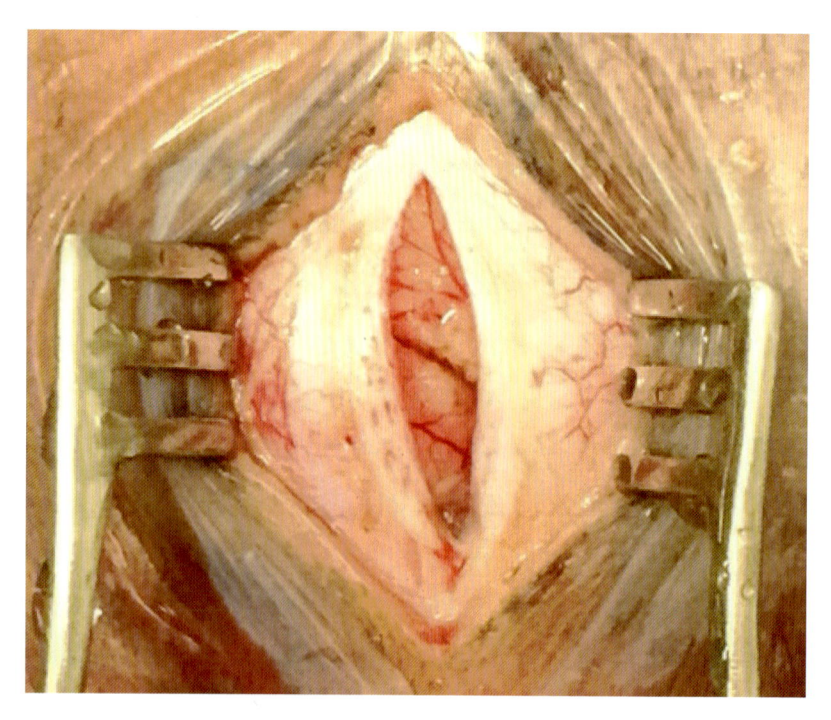

▲ 图 4-6　新生儿硬膜呈线性方式开放
经许可转载，引自 Dezena[21]

056

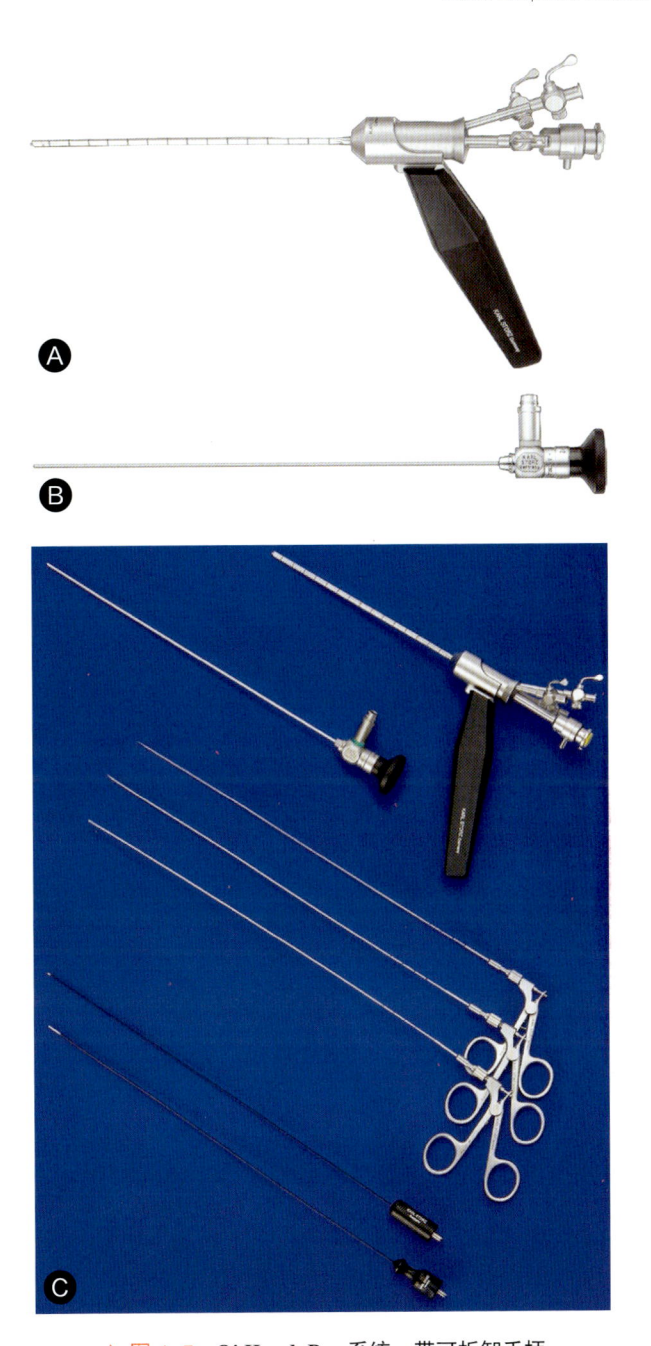

第 4 章　内镜神经外科基本原则
Basic Principles of Endoscopic Neurosurgery

▲ 图 4-7　**Oi HandyPro** 系统，带可拆卸手柄
A 和 B. 操作护套手柄（3 工作通道）、芯轴、0°广角镜（放大视图，直径 2mm，长度 26cm）；C. 器械（直径 1.3mm，工作长度 30cm）包括剪刀（单动钳）、活检钳（双动钳）、抓钳（双动钳）、单极凝血电极和双极凝血电极（© KARL STORZ SE & Co. KG, Germany）

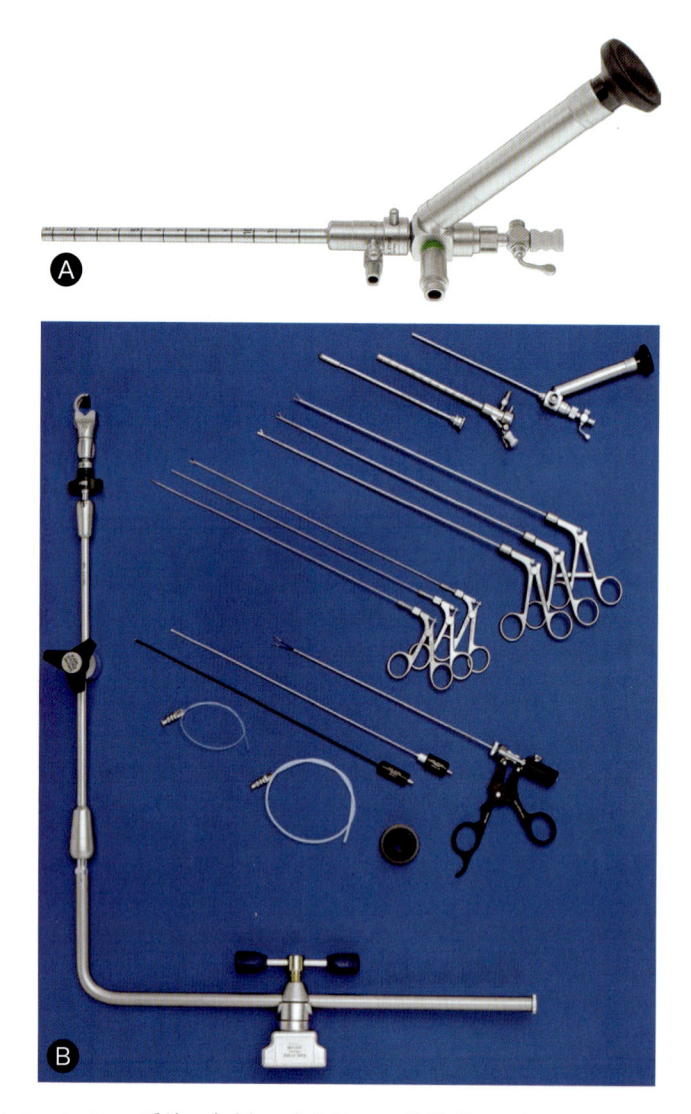

神经内镜下第三脑室底造瘘术
Endoscopic Third Ventriculostomy: Classic Concepts and a State-of-the-Art Guide

▲ 图 4-8　A. Gaab 系统，包括 6° 广角镜、工作通道（直径 3mm，长度 15cm）、工作护套（带有刻度，外径 6.5mm，工作长度 13cm）、侧置旋塞和导管口及闭孔。B. 仪器包括抓钳（单动钳，直径 2.7mm，工作长度 30cm）、活检钳（单动钳，直径 2.7mm，工作长度 30cm）、剪刀（尖头，单动钳，工作长度 30cm，直径 2.7mm，工作长度 30cm）、剪刀（尖，微弯曲，双动钳，直径 1.7mm，工作长度 30cm）、剪刀（尖，微弯，双动钳，直径 1.7mm，工作长度 30cm）、活检钳（双动钳，直径 1.7mm，工作长度 30cm）、脑室造口钳（直径 1.7mm，工作长度 30cm）、双极钳（平钳，尺寸 2.4mm，工作长度 24cm）、双极凝血电极（直径 1.7mm，工作长度 30cm）、单极凝血电极（半挠性，直径 1.7mm，工作长度 30cm）、吸入导管（柔软的，单次使用，直径 2.5mm，工作长度 45cm）、冲洗管和保持系统（©KARL STORZ SE & Co. KG, Germany）

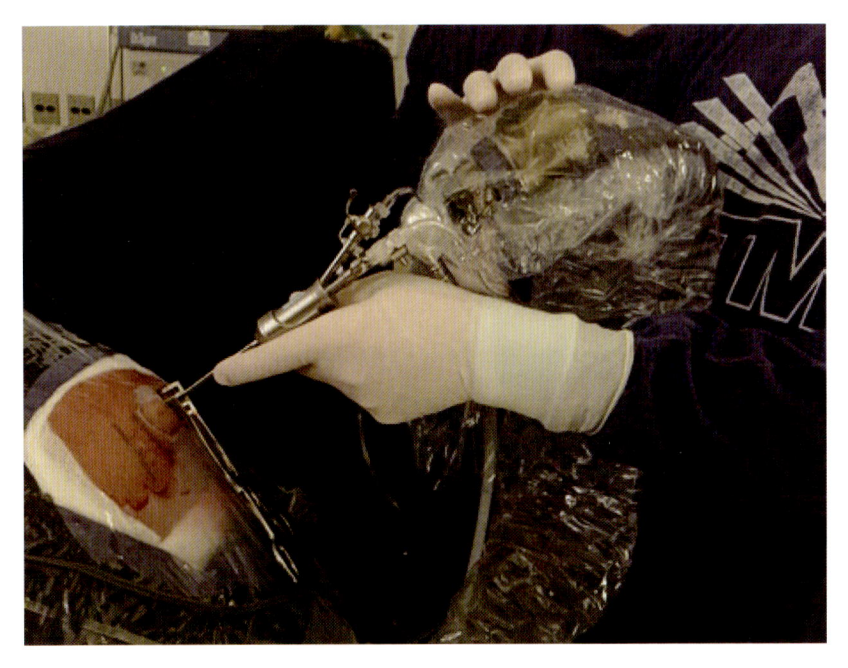

第 4 章 内镜神经外科基本原则
Basic Principles of Endoscopic Neurosurgery

▲ 图 4-9　Oi HandyPro 无支架徒手系统手术中

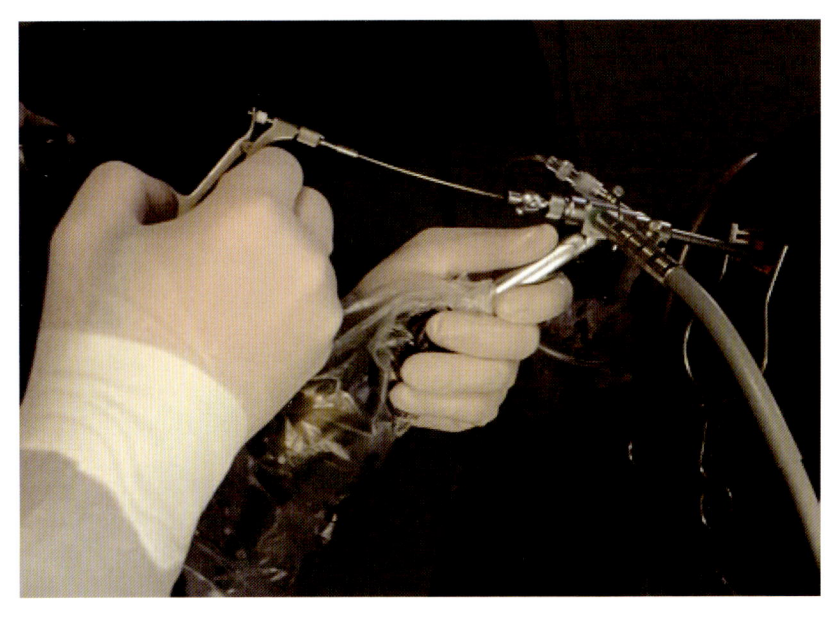

▲ 图 4-10　Gaab 系统的徒手手术，用非惯用手握住神经内镜，用惯用手操作器械（剪刀）

功能。在腱膜中使用可吸收缝线（Vicryl）和皮肤上的不可吸收缝线（单尼龙），在单针分层封闭头皮[16]。另一方面，对于新生儿不使用凝胶泡沫，因为皮质很薄。硬脑膜闭合使用不可吸收的缝线（聚丙烯或丝），并在缝合线上放置生物胶。在腱膜使用可吸收缝线（Vicryl）和皮肤使用不可吸收缝线（单尼龙），单针分层封闭头皮[16]（图 4-11 和图 4-12）。每个程序的视频录制和存档对于教学、培训和出版目的均具有科学意义，并具有法律作用。AIDA 系统（Karl Storz GmbH & Co. KG, Tuttlingen, Germany）为记录患者数据、全高清视频和静止图像提供了解决方案。直观的交互界面和对用户友好的菜单便于快速、简便的操作（图 4-13）。

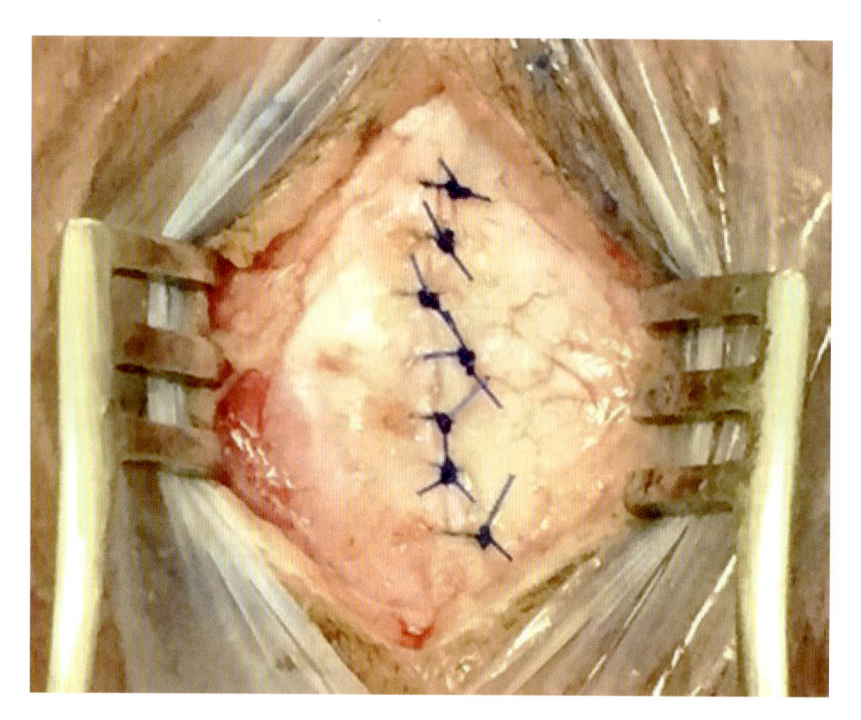

▲ 图 4-11 聚丙烯硬膜防水封口，丝或棉缝线是不错的选择
经许可转载，引自 Dezena[21]

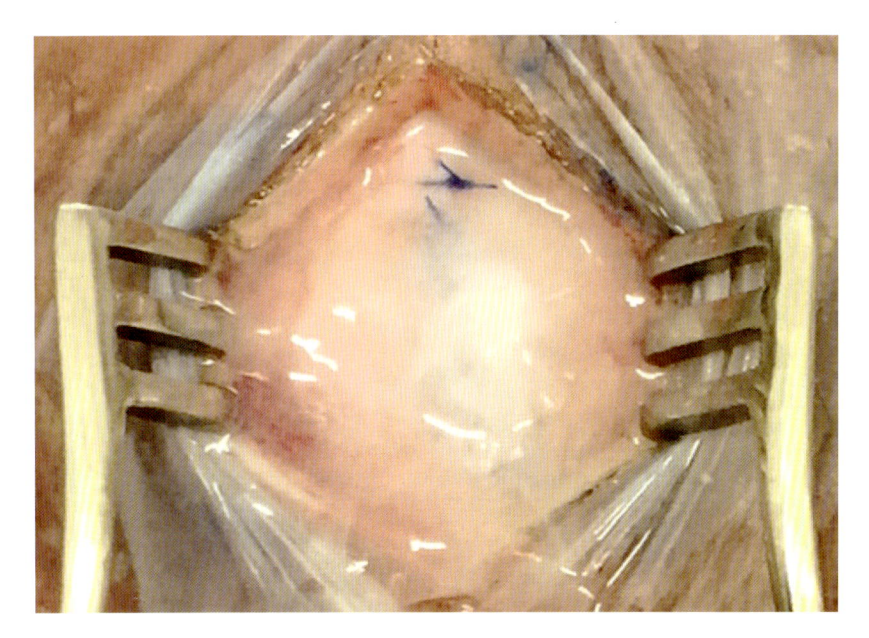

第 4 章 内镜神经外科基本原则
Basic Principles of Endoscopic Neurosurgery

▲ 图 4-12 缝线上的生物胶
经许可转载，引自 Dezena[21]

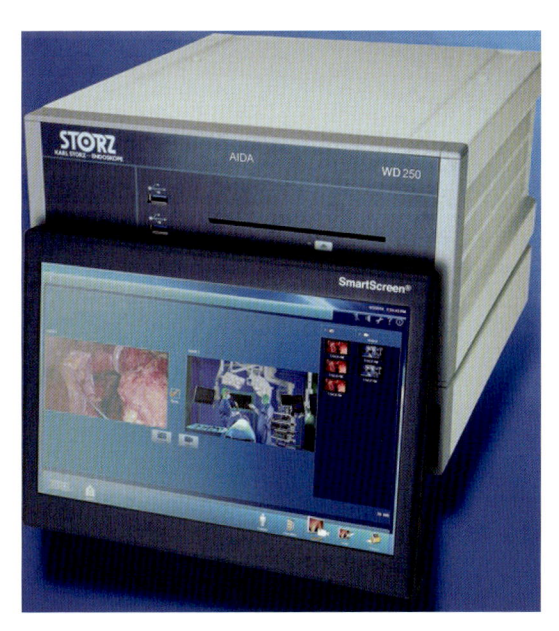

▲ 图 4-13 AIDA 系统
用于记录患者数据、全高清视频和图像的解决方案（© KARL STORZ SE & Co. KG, Germany）

061

参考文献

[1] Schroeder HWS. Current status and future developments of neuroendoscopically assisted neurosurgery. In: Sgouros S, editor. Neuroendoscopy. Berlin/Heidelberg: Springer; 2014. p. 65–80. https://doi.org/10.1007/978-3-642-39085-2_6.

[2] Schroeder HW, Nehlsen M. Value of high-definition imaging in neuroendoscopy. Neurosurg Rev. 2009;32:303–8. https://doi.org/10.1007/s10143-009-0200-x.

[3] Hopf NJ, Perneczky A. Endoscopic neurosurgery and endoscope-assisted microneurosurgery for the treatment of intracranial cysts. Neurosurgery. 1998;43:1330–6.

[4] Gaab MR, Schroeder HW. Neuroendoscopic approach to intraventricular lesions. Neurosurg Focus. 1999;6:e5.

[5] Schroeder HW, Gaab MR. Endoscopic resection of colloid cysts. Neurosurgery. 2002;51:1441–4.

[6] Schroeder HW, Gaab MR, Niendorf WR. Indications for endoscopic neurosurgery in children. Childs Nerv Syst. 1996; 12:485–6.

[7] Schroeder HW, Gaab MR, Niendorf WR. Neuroendoscopic approach to arachnoid cysts. J Neurosurg. 1996;85:293–8. https://doi.org/10.3171/jns.1996.85.2.0293.

[8] Gaab MR, Schroeder HW. Neuroendoscopic approach to intraventricular lesions. J Neurosurg. 1998;88:496–505. https://doi.org/10.3171/jns.1998.88.3.0496.

[9] Oertel JM, Baldauf J, Schroeder HW, Gaab MR. Endoscopic options in children: experience with 134 procedures. J Neurosurg Pediatr. 2009;3:81–9. https://doi.org/10.3171/2008.11. PEDS0887.

[10] Oertel JM, Schroeder HW, Gaab MR. Endoscopic stomy of the septum pellucidum: indications, technique, and results. Neurosurgery. 2009;64:482–91. https://doi.org/10.1227/01.NEU.0000338944.42411.67.

[11] Schroeder HW, Oertel J, Gaab MR. Endoscopic treatment of cerebrospinal fluid pathway obstructions. Neurosurgery. 2008; 62:1084–92. https://doi.org/10.1227/01. neu. 0000333774.81563.d8.

[12] Schroeder HW, Gaab MR. Endoscopic aqueductoplasty: technique and results. Neurosurgery. 1999;45:508–15.

[13] Schroeder HW, Gaab MR. Intracranial endoscopy. Neurosurg Focus. 1999;6:e1.

[14] Schroeder HW, Niendorf WR, Gaab MR. Complications of endoscopic third ventriculostomy. J Neurosurg. 2002;96:1032–40. https://doi.org/10.3171/jns.2002.96.6.1032.

[15] Mortazavi MM, Adeeb N, Griessenauer CJ, Sheikh H, Shahidi S, Tubbs RI, et al. The ventricular system of the brain: a comprehensive review of its history, anatomy, histology, embryology, and surgical considerations. Childs Nerv Syst. 2014;30:19–35. https://doi.org/10.1007/s00381-013-2321-3.

[16] Dezena RA. Atlas of endoscopic neurosurgery of the third ventricle. Basic principles for ventricular approaches and essential intraoperative anatomy. Cham: Springer International Publishing AG; 2017. https://doi.org/10.1007/978-3-319-50068-3.

[17] Caemaert J, Abdullah J, Calliauw L. A multipurpose cerebral endoscope and reflections on technique and instrumentation in endoscopic neurosurgery. Acta Neurochir Suppl Wien. 1994; 61:49–53.

[18] Schroeder HW. A new multipurpose ventriculoscope. Neurosurgery. 2008;62:489–91. https://doi.org/10.1227/01.neu.0000316017.43668.6c.

[19] Oi S, Samii A, Samii M. Frameless free-hand maneuvering of a small-diameter rigid-rod neuroendoscope with a working channel used during high-resolution imaging. Technical note. J Neurosurg Pediatr. 2005;102:113–8. https://doi.org/10.3171/ped.2005.102.1.0113.

[20] Oi S. Frameless free-hand neuroendoscopic surgery – development of the finest rigid-rod neuroendoscope model to cope with the current limitations of neuroendoscopic surgery. J Neuroendoscopy. 2010;1(1)

[21] Dezena RA. General principles of endoscopic neurosurgery. In: Atlas of endoscopic neurosurgery of the third ventricle. Cham: Springer; 2017. p. 35–65.

第 5 章 神经内镜下第三脑室底造瘘术（ETV）的一般原则 *

General Principles of Endoscopic Third Ventriculostomy (ETV)

陈玉升 聂 丁 应建有 汤 可 张文毅 **译**

一、一般概况

神经内镜下第三脑室底造瘘术（ETV）主要适用于梗阻性脑积水，是全球主要神经外科中心对该病的首选治疗方法。它的成功是由患者的临床改善和不需要分流来衡量的[1]。年龄和病因的考虑对手术的适应证和成功与否是决定性的[2]。从长远来看，成功的因素仍然不确定。例如，皮质厚度恢复不佳和头围增加等。这是一种目前正在广泛研究的手术，特别是在复发、交通性脑积水、复杂脑积水及其与脉络丛凝固的关系方面。ETV 成功的定义是避免分流手术，这本身就是一种新的疾病。ETV 作为一种手术的发展和成功凸显了技术发展对神经外科发展的重要性[3]。年龄方面，因导水管狭窄或颅后窝肿瘤导致梗阻性脑积水 6 个月以上且无感染或既往出血的患者为理想的候选患者。在交通性脑积水患者中，结果存在争议[4]。在放射学上，ETV 的理想候选者是脑室系统某处存在阻塞。磁共振成像（MRI）T_2 加权序列中第三脑室底部向下移位是一个有利的征象。一项针对 403 例患者的研究[5]观察到，脑室粘连使 ETV 失败的风险增加 1 倍以上，而开放导水管使失败的风险增加 50%。成功率也与术者的经验和处理的患者数量成正比[6]。ETV 成功的定义有临床和放射学标

---

* 本章配有视频，可登录网址 https://doi.org/10.1007/978-3-030-28657-6_5 在线观看

第 5 章 神经内镜下第三脑室底造瘘术（ETV）的一般原则
General Principles of Endoscopic Third Ventriculostomy (ETV)

准。临床医生解决颅内压升高的术前体征，包括改善意识水平、解决眼球运动异常、消除头痛、稳定或减小头围，以及降低婴儿囟门张力。另外，适当时间随访的放射学标准包括脑室大小在 3 个月内缩小或稳定。最显著的变化是在急性脑积水患者中观察到的，第三脑室的减小[7]。1 个月内第三脑室缩小 15% 被认为是良好结果的可靠指标[8]。一般来说，术后脑室缩小的程度与术前症状的持续时间和严重程度成反比。所以，如果症状长期存在，术后脑室缩小程度会降低[9]。值得注意的是，与术前相比，有时术后成像中脑室大小可能没有显示出明显的减小。此外，手术后脑室的减小可能意味着手术成功，也可能不意味着手术成功，因为这取决于患者的临床情况。成功的 ETV 结果与失败的相比，平均脑室大小有更大的减少（16% vs. 7%）[10]。相位对比、T_2 加权研究，以及最近的 3D 空间序列等特殊磁共振成像序列被用于评估造瘘口的通畅性[11]。如果脑室有 Ommaya 囊或类似设备的置入，可以进行计算机体层成像（CT）造影术。不透射线的对比剂通过储液器注入脑室，并进行计算机体层成像，以揭示在未造瘘的情况下，显示对比剂从侧脑室向脑池的迁移情况。因此，在确定成功结果时，临床相关性比放射学相关性更重要。当然，影像提供了一种可靠的方法来积极预测患者预后，但将其用作单一指标来使用是不够的[12]。

二、ETV 成功评分

神经内镜下第三脑室底造瘘术成功评分（endoscopic third ventriculostomy success score，ETVSS）（表 5-1）是预测 ETV 成功概率的最广泛使用的工具[13]。为了创建这个评分，它采用了基于年龄、脑积水病因和患者既往分流史的逻辑回归技术来预测 ETV 成功。得到的 ETVSS 从 0 分（成功机会非常低）到 90 分（成功机会非常高）。年龄从 < 1 月龄（译者注：原著疑有误，已修改）、1—6 月龄、6 月龄至 1 岁、1—10 岁、> 10 岁，评分逐步提高。感染后、脑室内出血、脊髓脊膜膨出和非顶盖肿瘤构成病因。导水管狭窄和顶盖肿瘤依次获得更好的评分。评分系统的第三部分包括既往分流手术和初次手术。分流评分、年龄评分和病因学评分相加构成最终的 ETVSS。本研究包括随访 6 个月的结果。所有

ETVSS 组的后续研究结果[14]表明，随着术后时间的推移，与分流失败相比，ETV 失败的风险有所降低。同一组作者在 2011 年回顾了发表超过 20 年的研究，他们推断 ETVSS 可以准确预测 ETV 的实际成功率[15]。

表 5-1　ETV 成功评分*

得　分	年　龄	病　因	既往分流
0 分	<1 月龄	感染后	有既往分流
10 分	1—6 月龄		无既往分流
20 分		脊髓脊膜膨出；脑室内出血；非顶盖肿瘤	
30 分	6 月龄—1 岁	导水管狭窄；顶盖肿瘤；其他原因	
40 分	1—10 岁		
50 分	>10 岁		

*. ETV 成功评分＝年龄评分＋病因评分＋既往分流评分≈ETV 成功率百分比。通常，评分≥80 分，表示 ETV 术后 6 个月没有失败的概率高；评分为 50~70 分，表示 ETV 术后 6 个月没有失败的概率中等；评分≤40 分，表示 ETV 术后 6 个月没有失败的概率低

三、患者年龄和脑积水病因的影响

Baldauf 等评估了 21 例在年龄＞2 岁时实施 ETV 的患者的治疗成功率[16]。该研究显示，梗阻性脑积水儿童在年龄＞2 岁时实施 ETV 的成功率与脑积水患病年龄和病因有关，总的成功率为 43%。其中，新生儿期患病儿童的 ETV 成功率为 37.5%。Sufianov 等[17]分析了 41 例在年龄＞2 岁时实施 ETV 的脑积水患儿，注意到 1—2 岁患病的儿童 ETV 成功率为 71.4%，＞1 岁时患病者的 ETV 的成功率为 75.0%。他们得出结论，患儿（在＜2 岁时患病）实施 ETV 的成功率有赖于第三脑室底厚度和发生脑积水的年龄。He 等[18]报道在 17 例婴儿期因各种原因患脑积水的患儿中，16 例 ETV 手术获得成功。接着，Jernigan 等的回顾性研究[19]观察到，5416 例患脑积水的新生儿采用分流术或者 ETV 进行脑脊液转流，ETV 治疗后的失败率为 64%，高于分流术的 40%。如果在出生后 3 个月内实施 ETV，这种较高的失败率则更为显著。Ogiwara 等[20]

回顾性分析了 23 例在年龄＞ 6 个月时采用 ETV 治疗的患儿。他们认为在患儿年龄＞ 3 个月时，ETV 可作为脑积水的主要治疗方式。国际婴幼儿脑积水研究组织通过他们的初步研究出版物来增进我们的理解[21]。一项对＜ 2 岁的 158 例患者进行 ETV 和分流术之间的比较结果有助于分析，结果显示对于 6 个月时患病的患儿，分流术的成功率（88%）优于 ETV（66%）。研究显示 ETV 的成功率高于 ETVSS 评分预测值，尤其是＞ 3 个月的患儿。在基于年龄因素上，病因也起到重要作用。Koch 和 Wagner[22] 观察到 ETV 对于非中脑导水管狭窄，以及年龄非常小患儿的梗阻性脑积水效果较差。一些研究报道了与非洲和南亚流行的结核相关的脑膜炎后脑积水采取 ETV 治疗。在大多数系列报道中，ETV 的成功率为 60%～85%[23]。ETV 有助于将 CSF 转流至之前无法到达的区域，并且清除受损区域的局部渗出物，因此有助于促进药物到达治疗区域[24]。在 2009 年，Chugh 等[25] 建议 ETV 可以作为结核性脑膜炎脑积水，尤其是长病程患者的首选治疗。对于＞ 6 个月的脊柱裂患儿，分流术失败后采用 ETV 的远期成功率较好（80%）[26]。ETV 可以作为 Dandy-Walker 畸形的有效治疗方式来缓解脑积水，成为推荐的治疗路径[27]。Chiari 畸形 I 型中的脑积水病因复杂，治疗争议较大。然而，ETV 用 Chiari 畸形 I 型的治疗逐渐流行，该手术缓解了 CSF 流动和吸收生理路径的梗阻[28]。颅缝早闭患者采取 ETV 治疗的失败率较高。Di Rocco 等[29] 治疗了 11 例颅缝早闭合并脑积水患者，其中 7 例治疗成功，其余 4 例需要进行分流术。这些情况都需要进行密切随访。在一项关于 104 例颅后窝手术患儿的研究中，30 例出现脑积水，ETV 治疗的成功率＞ 90%，因此 ETV 被推荐为这类患者的合理治疗方式[30]。ETV 除了作为松果体区肿瘤的首选治疗路径，有助于缓解脑积水，还可以作为活检和分析 CSF 的方式，来及时发现肿瘤种植和播散[31]。同时，如果正常压力脑积水患者分流术效果不佳，ETV 被报道可以作为推荐的首选治疗路径[32]。

四、ETV 和脉络丛烧灼术

最早的研究者是 Faivre 和 Luschka，分别在 1854 年和 1855 年，提出脉络

丛是脑脊液的来源 [33, 34]。Cushing 通过术中观察的结果支持这一假说 [35]。1914 年，Weed 通过动物实验，提出生成脉络膜外液的理论 [34]。1918 年，Dandy 的一项动物实验显示，当第四脑室梗阻，伴随对侧已切除脉络丛的侧脑室所经的 Monro 孔梗阻时，会产生单侧脑积水 [36, 37]。同年，他的另外一项动物实验显示，脑脊液由脉络丛产生。基于这个结论，他对 4 例患有交通性脑积水的新生儿进行了开放手术，切除了脉络丛。在这组患者中，有 1 例患儿同时患有中度脑积水和脊髓脊膜膨出，他在 10 个月的随访时表现良好。另外 3 例患儿为重度脑积水，在术后 4 周内死亡 [36, 37]。随后在 1932 年，Dandy 使用硬性 Kelly 膀胱镜探查了 2 例脑积水患儿的侧脑室 [37, 38]。他在 1938 年对此进行了详细的描述，他曾尝试对其中一例行脉络丛烧灼术（CPC）[37, 39]。1943 年 Putman 首次描述了 CPC 技术 [37, 40]。在随后几年里，除 CPC 技术外，其他外科治疗技术也被应用于治疗脑积水，包括 ETV 和鞘外脑脊液分流术。一篇回顾显示，从 1934—1957 年，共报告 95 例 CPC 手术患者。平均死亡率为 15%，平均成功率为 60%，平均随访期为 8 年。另外，其他各类分流手术共报告 1087 例，其中报告脑室 - 腹腔分流术（ventriculoperitoneal shunts，VPS）230 例。平均死亡率为 10%，平均初始成功率为 60%，平均随访时间为 2 年 [37]。结果表明，可能是 CPC 技术的疗效不佳和局限性，促使医生们从 CPC 技术转向脑脊液分流技术。然而，脑脊液分流的晚期并发症发生率为 57% [37, 41]。1970 年，Scarff 发表了第一个 CPC 的大型研究结果，他自己在 23 年间治疗 39 例儿童，成功率为 67% [42]。1974 年，Milhorat 报道了一组行脉络丛切除术的患者，共 12 例患儿。存活 11 例，其中 8 例（72%）失败，需要进一步分流 [43]。另一项对恒河猴的研究报告表明，行 CPC 后，脑脊液仅减少 40%。受以上报告影响，CPC 技术的使用减少，而脑脊液分流的使用增多 [37]。20 世纪 80 年代至 2004 年，神经内镜文献报道 CPC 的成功率为 30%～52% [44-46]。在小型研究中，有 2/3 的患者是成功的 [37, 47]。1986 年，Griffith 报道一组患者，从 1972—1982 年，共 71 例患者，采取 CPC 手术，伴或不伴脑脊液分流。他通过这组患者，详细介绍了内镜下颅内神经外科手术 [48]。选择标准是患有脑积水的婴儿，其头围

第 5 章 神经内镜下第三脑室底造瘘术（ETV）的一般原则
General Principles of Endoscopic Third Ventriculostomy (ETV)

逐渐增加，脑室严重扩张，CT 显示脑表面的脑脊液腔隙消失。还考虑到了与行为学相关的变化。此组患者中的 30% 不需要分流。脊髓脊膜膨出组成功率为 54%，交通性脑积水组成功率为 58%，梗阻性脑积水组成功率为 22%。在 1990 年，同一作者进一步报告了 1985—1988 年间 32 例患儿的 CPC 治疗疗效，包括 CT 结果。18 例患儿年龄小于 6 个月。患者选择与之前报道一致。此外，所有患者术前 CT 均显示明显的脑室扩张[45]。不同于之前的患者，在此组患者中，Griffith 在术后增加了人工脑脊液灌洗脑室系统，以清除电凝后的血液和释放到脑脊液中的蛋白质成分。平均随访时间为 1~4 年。52% 的患儿无须分流。在需要行 VPS 的患者中，除 1 例患者外，其他患者都在 12 周内被发现需要进行分流。在成功组中，大多数患者的头围和术前相比无明显变化[37]。1995 年，Pople 和 Ettles 回顾了 1973—1993 年的儿童脑积水患者，共 116 例行 CPC 手术[46]。平均年龄为 2 岁，脑积水的总体控制率为 49.5%。作者观察到在患交通性脑积水的儿童中，头围有缓慢至中等速度的增长，长期控制率为 64%。另外，在那些患有囟门张力高、合并脑积水快速进展的儿童中，如不做分流手术，长期控制率仅为 35%。所以作者认为在婴儿中，CPC 手术的主要适应证为轻度进展性脑积水。在这类患者中，仅减少少量侧脑室脉络丛流出的脑脊液，就可以恢复脑脊液产生和吸收的平衡。相比之下，不推荐将 CPC 用于合并颅内压急速增高的快速进展型脑积水[37, 46, 49]。可能是由于技术所限，这些早期的经验颇具争议[50-52]。在 20 世纪 90 年代至 21 世纪初，随着神经外科技术的进步，单独的 CPC 的致死率有所下降，但是其效果相对较差，是导致临床减少使用此项技术的主要原因[37]。Benjamin Warf 博士报道了一组乌干达的患者，首次调查了采用 ETV 联合 CPC 治疗的获益性，这再次引起了人们对该技术的兴趣。他的结论是，在 1 岁以下婴儿中，行 ETV/CPC 的效果优于单独行 ETV，特别是针对非感染性脑积水和脊髓脊膜膨出患儿的治疗。但是有必要进行包括神经认知评估的更长期的随访[53]。2005 年，Warf 发表了他的第一项关于非洲儿童行 ETV/CPC 的结果[53]。2008 年，发表了长期结果[54]，2009 年，发表了神经认知结果[55]。这些结果凸显一个现象，由于患者一旦发生分流故障或感染难以到达高级神经外科中心被治疗，因此在发展中国家行分流手术的脑积水患儿比在发达国家更危险[53]。2008年[54]，Warfare和Campbell报道了一组东非患者的长期结果，采用ETV/CPC治疗脊髓膨出相关脑积水。对338例6月龄前修复脊髓脊膜膨出的新生儿进行随访，＞6个月后，其中258例（66%）需要治疗脑积水。93例（平均年龄3个月）行ETV/CPC，随访时间＞1个月。成功率达到76%（无须分流）。据文献报道，在6月龄或更小的脊髓脊膜膨出导致的脑积水患儿中，行ETV/CPC的成功率高于单独行ETV的成功率[26, 56]。2009年，Warf等[55]发表了一组乌干达的脊髓脊膜膨出合并脑积水的手术患儿的脑室容积和神经认知结果。对3组脊髓脊膜膨出的患者，使用改良Bayley婴儿发育量表（BSID-Ⅲ）和额枕角比值（frontal/occipital horn ratio，FOR）进行比较。通过改良Bayley婴儿发育量表测量，发现VPS组与ETV/CPC组有明显的统计学差异。通过脑室大小测量，VPS组额枕角比值为0.7，ETV/CPC组为0.65和未治疗组为0.62，3组之间无明显统计学差异。作者建议下一步需要大样本量的对照组进行对照研究，对照组为首次治疗采用VPS的患儿[55]。尽管如此，Warfare等已将ETV/CPC用于治疗脑膨出的患儿，成功率为85%[57]。用于治疗中脑导水管导致的梗阻性脑积水患儿时，成功率为81.9%[58]。在Warf报道的非洲患者组中，Dandy-Walker综合征是另一个ETV/CPC治疗的适应证[59]。在乌干达的条件下，使用神经内镜治疗这种疾病比较普遍。因此，这种方法作为首选手术方式，替代产生分流依赖的传统标准术式，具有重要意义。Dandy-Walker变异的手术成功率为73%，Dandy-Walker畸形的手术成功率为74%，大枕大池的手术成功率为100%。88%的患儿年龄＜12个月，95%的患儿在行ETV/CPC时，导水管是开放的。在平均24.2个月的随访中，无一例需要行颅后窝分流[60]。同样在Warf的这组非洲患者中，ETV/CPC也被用于治疗交通性脑积水[60]。用ETV/CPC治疗婴儿先天性特发性脑积水，明显优于只做ETV。本项研究中包括64例婴儿（平均/中位年龄6.1/5.0个月），连续16例患儿只做ETV，后续48例行ETV/CPC（平均/中位随访时间34.4/36个月）。4年时，ETV成功率为20%，而ETV/CPC成功率为72.4%

（$P < 0.002$，Log-rank 检验；$P=0.0006$，Gehan-Breslow-Wilcoxon 检验；风险比 6.9，95%CI 2.5～19.3）。推测 ETV 的主要作用好比是脉冲吸收器，CPC 好比是脉冲减少器，共同减少导致脑室扩大的脑室的脉冲合力。另外，婴儿脑室顺应性更强，可能导致单独行 ETV 成功率较低。然而，此项技术与分流手术作为首次治疗相比，具有更高的长期成功率，更低的感染率，应该作为治疗先天性特发性脑积水的主要有效治疗措施[60]。乌干达患者组产生了一个新的 ETV/CPC 成功的预测工具，CCHU（乌干达 CURE 儿童医院）ETV 成功评分量表。应用此模型，再考虑到乌干达的人口特征和特殊环境，临床医生可以正确识别应用 ETV 成功率高的患儿[61]（表 5-2）。

表 5-2 CCHU ETV 成功评分*

评 分	年 龄	病 因	脉络丛电凝
0 分	< 6 月龄	其他	无
1 分	6 月龄—1 岁	感染后	
2 分		脊髓脊膜膨出	部分单侧
3 分	1 岁及以上		
4 分			完全双侧

*.CCHU ETV 成功评分 = 年龄评分＋病因评分＋脉络丛电凝评分≈成功率。通常，评分为 7～9 分，表示成功率高；评分为 3～6 分，表示成功率中等；评分为 0～2 分，表示成功率低

一项早期北美多中心的经验表明，对于选择合适的患儿，应用 ETV/CPC 具有合理的安全性。CPC 的完成程度与外科医生的学习曲线有关，这也会影响成功率，同时表明外科医生通过训练可以改善结局[62]。值得注意的是，在北美一个单中心患者队列中，使用 ETV 成功评分量表和 CCHU ETV 成功评分，都有效预测了 ETV/CPC 的成功[63]。对于复杂或多房性脑积水，一个好的控制脑积水的策略是，脉络丛电凝或切除，联合多处分隔造口，并行脑脊液分流。Zuccaro 和 Ramos[64] 在一项 93 例多房性脑积水的患者回顾中，报道了对 14 例患者行脉络丛电凝和切除（8 例采用脑室镜，6 例采用开颅手术）。在另一篇回顾中，Zhu 和 Di Rocco 表明由于成功率高低不一致，每例患者都应个

体化治疗[37]。ETV/CPC 治疗早产儿出血后脑积水的初步经验表明，桥前池的情况和使用稳态快速成像技术（fast imaging employing steady-state acquisition，FIESTA）的 MRI 预测值，是非常重要的[65]。对于合并脑积水和脑室内出血（intraventricular hemorrhage，IVH）的早产儿，ETV/CPC 作为初始治疗是安全的，并且能消除脑脊液分流的需要。虽然，ETV/CPC 的成功率低于分流治疗（只有 37%），但是它降低了并发症的发生率，这也表明此技术作为治疗脑积水的初始治疗是合理的。由于研究显示一些因素可以影响手术结果，所以基于以上观察结果，选择合适的患者有助于提高手术成功率[66]。除 ETV/CPC 技术外，目前单独 CPC 也出现了新的适应证，如重度脑积水和脑发育不良性脑积水[47, 67, 68]。脑积水导致头皮又薄又脆弱，以及常见的顶结节感染性头皮溃疡，此情况下应避免脑脊液分流。2004 年，Morota 和 Fujiyama 描述了一种单侧经透明隔入路行双侧 CPC，他们使用了一种柔性神经内镜，治疗了 3 例因脑室出血继发脑积水的患儿。其中 2 例无须分流。作者认为适合 CPC 的特征包括严重的晚期脑积水，如脑发育不良性脑积水，慢性进展性脑积水，以及透明隔缺失或变薄，使双侧内镜入路成为可能[47]。2010 年，Malheiros 等报道一组 17 例患者，9 例行 CPC，其中 8 例（88.8%）手术成功地控制了过大的头围和颅内压增高的迹象。1 例脑发育不良性脑积水的患儿，在行内镜治疗的 7 个月后，结果失败，行脑室腹腔分流手术。此术式未发生相关并发症。作者总结到，在治疗脑发育不良性脑积水和近似脑发育不良脑积水的患儿时，CPC 相对于脑室腹腔分流来说是一项可接受的替代方案，它是一项单一、明确、安全、有效、更经济的治疗方式，可以避免分流引起的并发症[67]。在最近的另一项研究中，CPC 用于治疗严重先天性积水和脑发育不良性脑积水的患者，手术后 40% 的患者巨头畸形趋于稳定，此技术也被视为脑室腹腔分流的替代方案。术后的患者随访时间为 30～608 天（中位数 120 天）。在接受评估的 30 例患儿中，其中 13 例（43.3%）CPC 成功，包括 10 例脑发育不良性脑积水患者中的 5 例，和 20 例严重脑积水中的 8 例。17 例手术失败的患儿中，14 例（82%）是因为 CPC 术后头围仍有明显增加，另 3 例出现脑脊液漏。17 例中的 13 例是在 3 个

第 5 章　神经内镜下第三脑室底造瘘术（ETV）的一般原则
General Principles of Endoscopic Third Ventriculostomy (ETV)

月内失败的。6 例患儿死亡，其中 3 例 CPC 失败，2 例 CPC 成功，1 例患儿术后死亡。CPC 失败的 17 例中 10 例行脑室腹腔分流术。在此项非洲的研究中，我们总结出单独行 CPC 可以稳定巨头畸形，可以作为脑脊液分流的替代手术方案[68]。图 5-1 和图 5-2 和视频 5-1 显示脉络丛烧灼术。

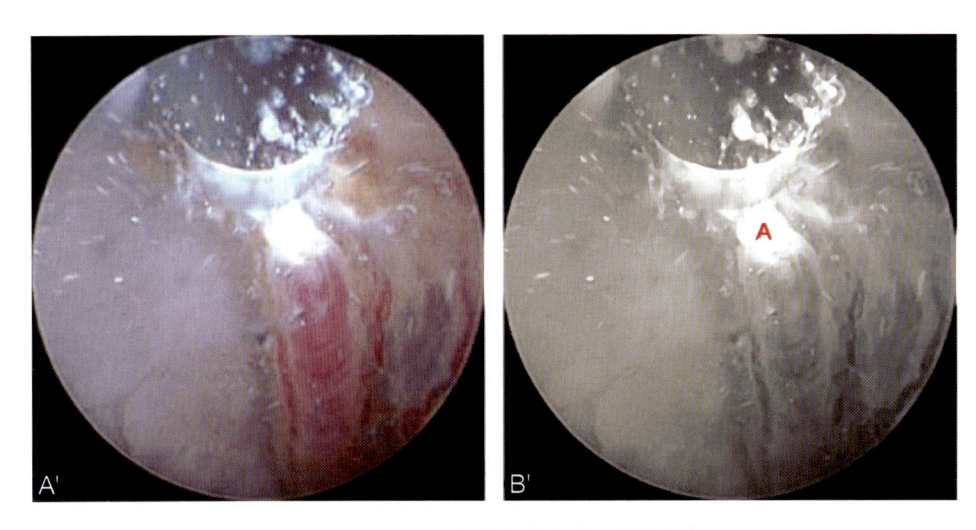

▲ 图 5-1　**A. 双极电凝脉络膜后外侧动脉**
经许可转载，引自 Dezena[69]

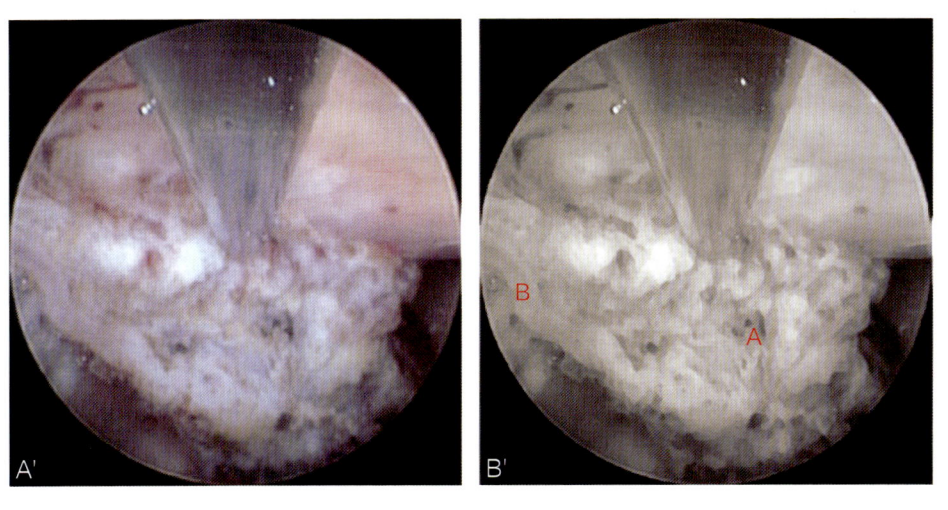

▲ 图 5-2　**A. 脉络膜球电凝；B. 电凝后外侧部，脉络膜动脉**
经许可转载，引自 Dezena[69]

073

参考文献

[1] Deopujari CE, Karmarkar VS, Shaikh ST. Endoscopic third ventriculostomy: success and failure. J Korean Neurosurg Soc. 2017;60(3):306–14. https://doi.org/10.3340/jkns. 2017.0202.013.

[2] Dezena RA. Atlas of endoscopic neurosurgery of the third ventricle. Basic principles for ventricular approaches and essential intraoperative anatomy. Cham: Springer International Publishing AG; 2017. https://doi.org/10.1007/978-3-319-50068-3.

[3] Schmitt PJ, Jane JA Jr. A lesson in history: the evolution of endoscopic third ventriculostomy. Neurosurg Focus. 2012; 33:E11.

[4] Rangel-Castilla L, Barber S, Zhang YJ. The role of endoscopic third ventriculostomy in the treatment of communicating hydrocephalus. World Neurosurg. 2012;77:555–60.

[5] Warf BC, Kulkarni AV. Intraoperative assessment of cerebral aqueduct patency and cisternal scarring: impact on success of endoscopic third ventriculostomy in 403 African children. J Neurosurg Pediatr. 2010;5:204–9.

[6] Egger D, Balmer B, Altermatt S, Meuli M. Third ventriculostomy in a single pediatric surgical unit. Childs Nerv Syst. 2010; 26:93–9.

[7] Santamarta D, Martin-Vallejo J, Díaz-Alvarez A, Maillo A. Changes in ventricular size after endoscopic third ventriculostomy. Acta Neurochir (Wien). 2008;150:119–27; discussion 127.

[8] Schwartz TH, Yoon SS, Cutruzzola FW, Goodman RR. Third ventriculostomy: post-operative ventricular size and outcome. Minim Invasive Neurosurg. 1996;39:122–9.

[9] Schwartz TH, Ho B, Prestigiacomo CJ, Bruce JN, Feldstein NA, Goodman RR. Ventricular volume following third ventriculostomy. J Neurosurg. 1999;91:20–5.

[10] Kulkarni AV, Drake JM, Armstrong DC, Dirks PB. Imaging correlates of successful endoscopic third ventriculostomy. J Neurosurg. 2000;92:915–9.

[11] Algin O, Ucar M, Ozmen E, Borcek AO, Ozisik P, Ocakoglu G, et al. Assessment of third ventriculostomy patency with the 3D-SPACE technique: a preliminary multicenter research study. J Neurosurg. 2015;122:1347–55.

[12] Buxton N, Turner B, Ramli N, Vloeberghs M. Changes in third ventricular size with neuroendoscopic third ventriculostomy: a blinded study. J Neurol Neurosurg Psychiatry. 2002;72:385–7.

[13] Kulkarni AV, Drake JM, Mallucci CL, Sgouros S, Roth J, Constantini S, Canadian Pediatric Neurosurgery Study Group. Endoscopic third ventriculostomy in the treatment of childhood hydrocephalus. J Pediatr. 2009;155:254–259.e1.

[14] Kulkarni AV, Drake JM, Kestle JR, Mallucci CL, Sgouros S, Constantini S. Canadian Pediatric Neurosurgery Study Group: predicting who will benefit from endoscopic third ventriculostomy compared with shunt insertion in childhood hydrocephalus using the ETV success score. J Neurosurg Pediatr. 2010; 6:310–5.

[15] Kulkarni AV, Riva-Cambrin J, Browd SR. Use of the ETV success score to explain the variation in reported endoscopic third ventriculostomy success rates among published case series of childhood hydrocephalus. J Neurosurg Pediatr. 2011;7:143–6.

[16] Baldauf J, Oertel J, Gaab MR, Schroeder HW. Endoscopic third ventriculostomy in children younger than 2 years of age. Childs Nerv Syst. 2007;23:623–6.

[17] Sufianov AA, Sufianova GZ, Iakimov IA. Endoscopic third ventriculostomy in patients younger than 2 years: outcome analysis of 41 hydrocephalus cases. J Neurosurg Pediatr. 2010; 5:392–401.

[18] He Z, An C, Zhang X, He X, Li Q. The efficacy analysis of endoscopic third ventriculostomy in infantile hydrocephalus. J Korean Neurosurg Soc. 2015;57:119–22.

[19] Jernigan SC, Berry JG, Graham DA, Goumnerova L. The comparative effectiveness of ventricular shunt placement versus endoscopic third ventriculostomy for initial treatment of hydrocephalus in infants. J Neurosurg Pediatr. 2014;13:295–300.

[20] Ogiwara H, Dipatri AJ Jr, Alden TD, Bowman RM, Tomita T. Endoscopic third ventriculostomy for obstructive hydrocephalus in children younger than 6 months of age. Childs Nerv Syst. 2010;26:343–7.

[21] Kulkarni AV, Sgouros S, Constantini S, IIHS Investigators. International infant hydrocephalus study: initial results of a prospective, multicenter comparison of endoscopic third ventriculostomy (ETV) and shunt for infant hydrocephalus. Childs Nerv Syst. 2016;32:1039–48.

[22] Koch D, Wagner W. Endoscopic third ventriculostomy in infants of less than 1 year of age: which factors influence the outcome? Childs Nerv Syst. 2004;20:405–11.

[23] Figaji AA, Fieggen AG, Peter JC. Endoscopic third ventriculostomy in tuberculous meningitis. Childs Nerv Syst. 2003; 19:217–25.

[24] Jonathan A, Rajshekhar V. Endoscopic third ventriculostomy for chronic hydrocephalus after tuberculous meningitis. Surg Neurol. 2005;63:32–4; discussion 34–35.

[25] Chugh A, Husain M, Gupta RK, Ojha BK, Chandra A, Rastogi M. Surgical outcome of tuberculous meningitis hydrocephalus treated by endoscopic third ventriculostomy: prognostic factors and postoperative neuroimaging for functional assessment of ventriculostomy. J Neurosurg Pediatr. 2009;3:371–7.

[26] Teo C, Jones R. Management of hydrocephalus by endoscopic third ventriculostomy in patients with myelomeningocele. Pediatr Neurosurg. 1996;25:57–63; discussion 63.

[27] Hu CF, Fan HC, Chang CF, Wang CC, Chen SJ. Successful treatment of Dandy-Walker syndrome by endoscopic third ventriculostomy in a 6-month-old girl with progressive hydrocephalus: a case report and literature review. Pediatr Neonatol. 2011;52:42–5.

[28] Di Rocco C, Frassanito P, Massimi L, Peraio S. Hydrocephalus and Chiari type I malformation. Childs Nerv Syst. 2011; 27:1653–64.

[29] Di Rocco F, Jucá CE, Arnaud E, Renier D, Sainte-Rose C. The role of endoscopic third ventriculostomy in the treatment of hydrocephalus associated with faciocraniosynostosis. J Neurosurg Pediatr. 2010;6:17–22.

[30] Tamburrini G, Pettorini BL, Massimi L, Caldarelli M, Di Rocco C. Endoscopic third ventriculostomy: the best option in the treatment of persistent hydrocephalus after posterior cranial fossa tumour removal? Childs Nerv Syst. 2008;24:1405–12.

[31] Morgenstern PF, Souweidane MM. Pineal region tumors: simultaneous endoscopic third ventriculostomy and tumor biopsy. World Neurosurg. 2013;79(2 Suppl):S18.e9–e13.

[32] Gangemi M, Maiuri F, Buonamassa S, Colella G, de Divitiis E. Endoscopic third ventriculostomy in idiopathic normal pressure hydrocephalus. Neurosurgery. 2004;55:129–34; discussion 134.

[33] Cserr HF. Physiology of the choroid plexus. Physiol Rev. 1971;51:273–311.

[34] Weed LH. Studies on cerebro-spinal fluid. No. IV: the dual source of cerebro-spinal fluid. J Med Res. 1914;31:93–118.

[35] Cushing H. Studies on the cerebrospinal fluid. I Introduction. J Med Res. 1914;31:1–19.

[36] Dandy WE. Extirpation of the choroids plexus of the lateral ventricles in communicating hydrocephalus. Ann Surg. 1918; 68:569–79.

[37] Zhu X, Di Rocco C. Choroid plexus coagulation for hydrocephalus not due to CSF overproduction: a review. Childs Nerv Syst. 2013;29:35–42. https://doi.org/10.1007/s00381-012-1960-0.

[38] Dandy WE. The brain. Hagerstown: W. F. Prior Company; 1932.
[39] Dandy WE. The operative treatment of communicating hydrocephalus. Ann Surg. 1938;108:194–202.
[40] Putnam TJ. Treatment of hydrocephalus by endoscopic coagulation of choroid plexuses: description of a new instrument and preliminary report of results. N Engl J Med. 1934;210:1373–6.
[41] Scarff JE. Evaluation of treatment of hydrocephalus. Results of third ventriculostomy and endoscopic cauterization of choroid plexuses compared with mechanical shunts. Arch Neurol. 1966;14:382–91.
[42] Scarff JE. The treatment of nonobstructive (communicating) hydrocephalus by endoscopic cauterization of the choroid plexuses. J Neurosurg. 1970;33:1–18.
[43] Milhorat TH. Failure of choroid plexectomy as treatment for hydrocephalus. Surg Gynecol Obstet. 1974;139:505–8.
[44] Griffith HB. Endoneurosurgery: endoscopic intracranial surgery. Proc R Soc Lond B. 1977;195:261–8.
[45] Griffith HB, Jamjoom AB. The treatment of childhood hydrocephalus by choroid plexus coagulation and artificial cerebrospinal fluid perfusion. Br J Neurosurg. 1990;4:95–100.
[46] Pople IK, Ettles D. The role of endoscopic choroid plexus coagulation in the management of hydrocephalus. Neurosurgery. 1995;36:698–701.
[47] Morota N, Fujiyama Y. Endoscopic coagulation of choroid plexus as treatment for hydrocephalus: indication and surgical technique. Childs Nerv Syst. 2004;20:816–20. https://doi.org/10.1007/s00381-004-0936-0.
[48] Griffith HB. Endoneurosurgery: endoscopic intracranial surgery. Adv Tech Stand Neurosurg. 1986;14:2–24.
[49] Philips MF, Shanno G, Duhaime AC. Treatment of villous hypertrophy of the choroid plexus by endoscopic contact coagulation. Pediatr Neurosurg. 1998;28:252–6.
[50] Dezena RA, Pereira CU, Araújo LP, Ribeiro MP, Oliveira HA. Neuroendoscopic choroid plexus coagulation for pediatric hydrocephalus: review of historical aspects and rebirth. J Bras Neurocirurg. 2014;25:30–5.
[51] Dezena RA. The rebirth of neuroendoscopic choroid plexus coagulation as treatment of pediatric hydrocephalus. J Neurol Stroke. 2014;1:00012.
[52] Dezena RA. Neuroendoscopic choroid plexus coagulation in the current pediatric neurosurgery. J Neurosurg Sci. 2016; 60:287–8.
[53] Warf BC. Comparison of endoscopic third ventriculostomy alone and combined with choroid plexus cauterization in infants younger than 1 year of age: a prospective study in 550 African children. J Neurosurg. 2005;103:475–81. https://doi.org/10.3171/ped.2005.103.6.0475.
[54] Warf BC, Campbell JW. Combined endoscopic third ventriculostomy and choroid plexus cauterization as primary treatment of hydrocephalus for infants with myelomeningocele: long-term results of a prospective intent-to-treat study in 115 East African infants. J Neurosurg Pediatr. 2008;2:310–6. https://doi.org/10.3171/PED.2008.2.11.310.
[55] Warf B, Ondoma S, Kulkarni A, Donnelly R, Ampeire M, Akona J, et al. Neurocognitive outcome and ventricular volume in children with myelomeningocele treated for hydrocephalus in Uganda. J Neurosurg Pediatr. 2009;4:564–70. https://doi.org/10.3171/2009.7.PEDS09136.
[56] Kadrian D, van Gelder J, Florida D, Jones R, Vonau M, Teo C, et al. Long-term reliability of endoscopic third ventriculostomy. Neurosurgery. 2005;56:1271–8.
[57] Warf BC, Stagno V, Mugamba J. Encephalocele in Uganda: ethnic distinctions in lesion location, endoscopic management of hydrocephalus, and survival in 110 consecutive children. J Neurosurg Pediatr. 2011;7:88–93. https://doi.org/10.3171/2010.9.PEDS10326.

[58] Warf BC, Tracy S, Mugamba J. Long-term outcome for endoscopic third ventriculostomy alone or in combination with choroid plexus cauterization for congenital aqueductal stenosis in African infants. J Neurosurg Pediatr. 2012;10:108–11. https://doi.org/10.3171/2012.4.P EDS1253.

[59] Warf BC, Dewan M, Mugamba J. Management of Dandy-Walker complex associated infant hydrocephalus by combined endoscopic third ventriculostomy and choroid plexus cauterization. J Neurosurg Pediatr. 2011;8:377–83. https://doi.org/10.3171/2011.7.PEDS1198.

[60] Warf BC. Congenital idiopathic hydrocephalus of infancy: the results of treatment by endoscopic third ventriculostomy with or without choroid plexus cauterization and suggestions for how it works. Childs Nerv Syst. 2013;29:935–40. https://doi.org/10.1007/s00381-013-2072-1.

[61] Warf BC, Mugamba J, Kulkarni AV. Endoscopic third ventriculostomy in the treatment of childhood hydrocephalus in Uganda: report of a scoring system that predicts success. J Neurosurg Pediatr. 2010;5:143–8. https://doi.org/10.3171/2009.9.PEDS09196.

[62] Kulkarni AV, Riva-Cambrin J, Browd SR, Drake JM, Holubkov R, Kestle JR, et al. Endoscopic third ventriculostomy and choroid plexus cauterization in infants with hydrocephalus: a retrospective Hydrocephalus Clinical Research Network study. J Neurosurg Pediatr. 2014;14:224–9. https://doi.org/10.3171/2014.6.

[63] Weil AG, Fallah A, Chamiraju P, Ragheb J, Bhatia S. Endoscopic third ventriculostomy and choroid plexus cauterization with a rigid neuroendoscope in infants with hydrocephalus. J Neurosurg Pediatr. 2015;30:1–11. https://doi.org/10.3171/2015.5.PEDS14692.

[64] Zuccaro G, Ramos JG. Multiloculated hydrocephalus. Childs Nerv Syst. 2011;27:1609–19. https://doi.org/10.1007/s00381-011-1528-4.

[65] Warf BC, Campbell JW, Riddle E. Initial experience with combined endoscopic third ventriculostomy and choroid plexus cauterization for post-hemorrhagic hydrocephalus of prematurity: the importance of prepontine cistern status and the predictive value of FIESTA MRI imaging. Childs Nerv Syst. 2011;7:1063–71.

[66] Chamiraju P, Bhatia S, Sandberg DI, Ragheb J. Endoscopic third ventriculostomy and choroid plexus cauterization in posthemorrhagic hydrocephalus of prematurity. J Neurosurg Pediatr. 2014;13:433–9. https://doi.org/10.3171/2013.12.PEDS13219.

[67] Malheiros JA, Trivelato FP, Oliveira MM, Gusmão S, Cochrane DD, Steinbok P. Endoscopic choroid plexus cauterization versus ventriculoperitoneal shunt for hydranencephaly and near hydranencephaly:a prospective study. Neurosurgery. 2010;66:459–64. https://doi.org/10.1227/01.NEU.0000365264.99133.CA.

[68] Shitsama S, Wittayanakorn N, Okechi H, Albright AL. Choroid plexus coagulation in infants with extreme hydrocephalus or hydranencephaly. J Neurosurg Pediatr. 2014;14:55–7. https://doi.org/10.3171/2014.3.PEDS13488.

[69] Dezena RA. Entering the third ventricle: the lateral ventricle. In: Atlas of endoscopic neurosurgery of the third ventricle. Cham: Springer; 2017. p. 69–119.

第 6 章　神经内镜下第三脑室底造瘘术（ETV）的手术技术 *

Surgical Technique of Endoscopic Third Ventriculostomy (ETV)

周新管　聂　丁　赵　澎　王芙昱　译

一、打开灰结节

ETV 脑室入路点为 Kocher 点，位于中线外侧 2cm，冠状缝前 2cm[1]。内镜进入侧脑室后，可见室间孔，这是所有脑室镜手术的主要定位点。通过这个入口进入第三脑室，然后在前段确定乳头体位置。开窗的确切位置最好在乳头体和漏斗隐窝之间的中点。当然，这一位置可以根据灰结节下方结构的位置，尤其是基底动脉的位置，有所变动[1]。可使用双极电凝热灼开窗，或者电凝机械撑开。也可使用抓钳或 Fogarty 球囊导管开窗。关于开窗术的最佳方法尚无共识。单极能量确信可诱导炎性反应，进而闭合瘘口。激光可能是一个不错的选择[2]。直径 3～4mm 造口一般比较恰当。将内镜插入到脚间池的能力可估计造口大小是否合适。使用 Fogarty 球囊导管 2F、3F 或 4F 逐级扩张造口直径，是手术过程中的重要步骤。相对于机械撑开在开窗过程中可能会发生小毛细血管出血（图 6-1 和图 6-2），这是另一个优势。成功实施 ETV，除了打开灰结节，最重要的是打开 Liliequist 膜，这层蛛网膜位于第三脑室下方，界定脚间池和桥前池[1,3]。标准 ETV 将在视频 6-1 至视频 6-12 中展示。

---

* 本章配有视频，可登录网址 https://doi.org/10.1007/978-3-030-28657-6_6 在线观看

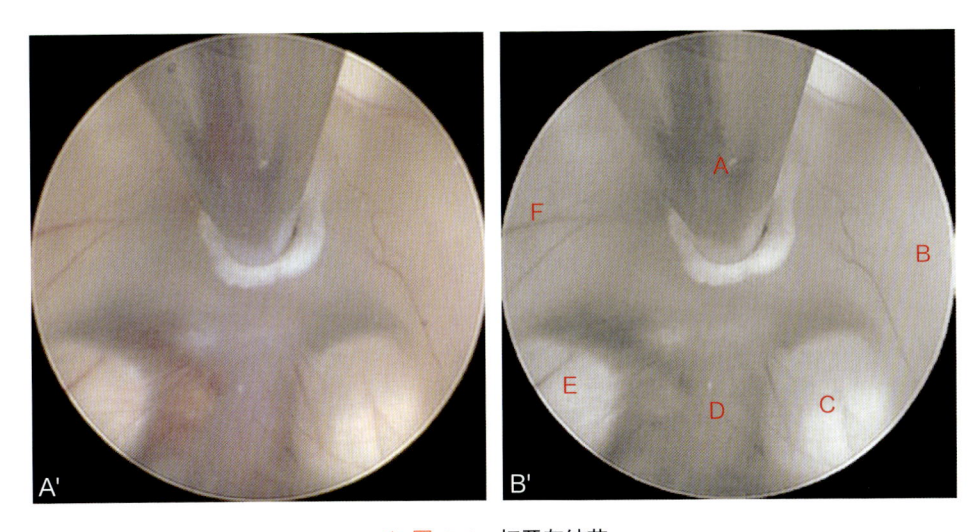

第 6 章 神经内镜下第三脑室底造瘘术（ETV）的手术技术
Surgical Technique of Endoscopic Third Ventriculostomy (ETV)

▲ 图 6-1 打开灰结节
A. 双极电凝电极；B. 右下丘脑；C. 右乳头体；D. 乳头前隐窝下基底动脉；E. 左乳头体；F. 左下丘脑
经许可转载，引自 Dezena[30]

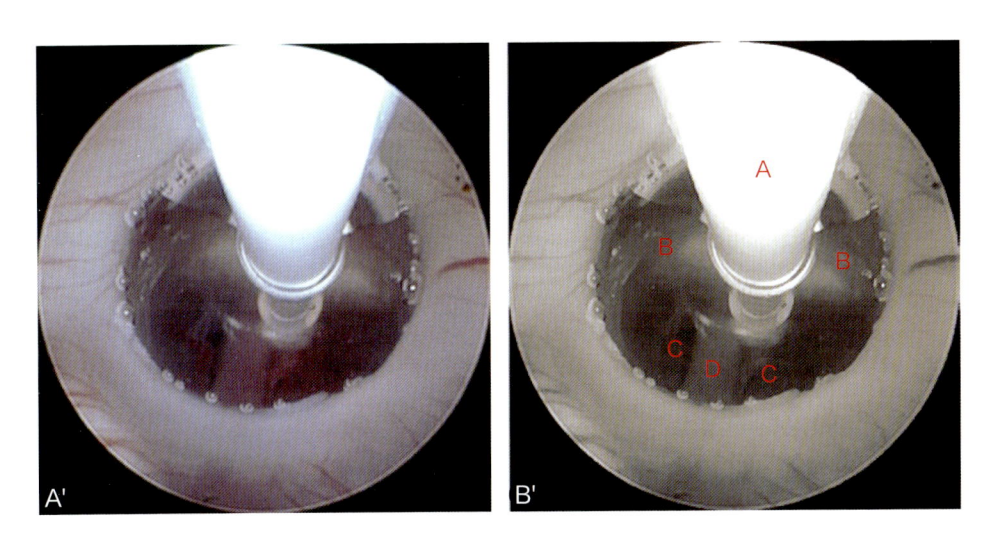

▲ 图 6-2 造瘘口扩张
A. Fogarty 球囊导管扩张；B. 鞍背；C. 基底动脉脑桥支；D. 基底动脉
经许可转载，引自 Dezena[30]

二、Liliequist 膜

Liliequist 膜（membrane of Liliequist，ML）是位于大脑基底池中、第三脑室下方和脑干前方的一个蛛网膜小结构。这一结构上将脚间池与视交叉池分隔

079

神经内镜下第三脑室底造瘘术
Endoscopic Third Ventriculostomy: Classic Concepts and a State-of-the-Art Guide

开来，在下方将脚间池与桥前池分开。Liliequist 膜恰位于第三脑室底的下方，是一个蛛网膜层，无血管化。Liliequist 膜分为两部分，上部（间脑部），向前插入乳头体；下部（中脑部），延伸至中脑 – 桥脑沟[1]。间脑部在前方分隔视交叉池与脚间池，后方将脚间池分为上段（深部）和下段（浅部）（图 6-3 至图 6-5）。中脑部为分隔脚间池和桥前池的边界，较薄、不完整或有孔，并有基底动脉穿行。因为间脑部为一连续结构，所以在 ETV 术中开放是非常必要的[1, 3]（图 6-6）。Rhoton 在一篇关于间脑部的评论中提及，该结构坚硬而且没有穿孔，固定在乳头体的后缘，是空气或其他物质通过蛛网膜下腔的屏障[1, 3]。行 ETV 后，应检查脚间池和桥前池，确认没有任何蛛网膜干扰脑脊液循环。Liliequist 膜的无效打开可能会导致 ETV 失败，因为来自第三脑室的脑脊液流出可能会受阻[3-5]。Liliequist 膜的外侧缘固定在动眼神经周围的蛛网膜上，或者直接固定在动眼神经上，但膜可超过动眼神经继续延伸[1, 3]。另外，也有描述 Liliequist 膜可能位于后床突和乳头后间隙之间。这一发现可影响 ETV 的成功实施，因为固定在乳头体后方，使得 Liliequist 膜开窗没那么重要，因为第三脑室和脚间池之间已经有了沟通，只需在第三脑室底开窗就够了[1, 6, 7]。

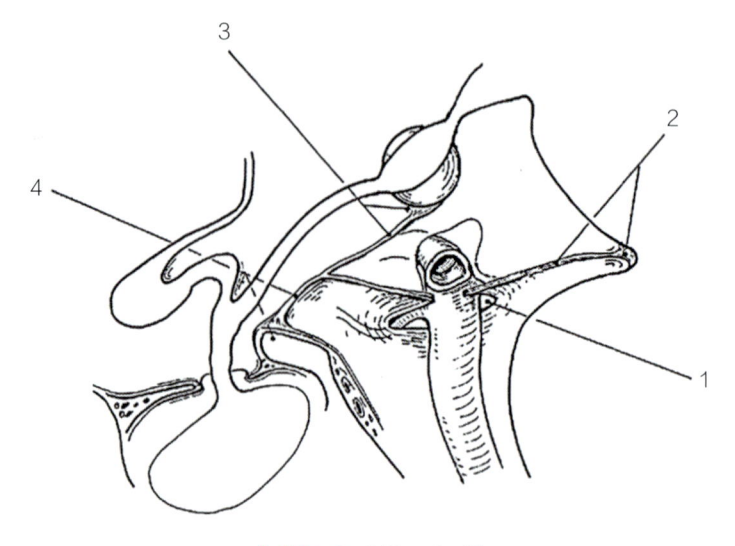

▲ 图 6-3 Liliequist 膜
1. 中脑部的间隙；2. 中脑部；3. 间脑部；4. 共同部及其在鞍背的止点
经许可转载，引自 Seeger and Zentner[31]

第 6 章 神经内镜下第三脑室底造瘘术（ETV）的手术技术
Surgical Technique of Endoscopic Third Ventriculostomy (ETV)

首先描述蛛网膜下腔的是解剖学家 Blasius、Ruysch 和 Vieussens，在 17 世纪，他们认为所有的蛛网膜是单一结构，类似于一个巨大连续的覆盖脑表面的包膜[8]。同样在 1800 年 Bichat 也进行了研究，他认为蛛网膜不是如前所述的单层膜结构，而是具有复杂解剖和小梁样的结构。其他值得关注的研究包括 Magendie 从 1842 年指出在脑室系统和蛛网膜下腔存在交通，以及来自于 Key 和 Retzius 的经典描述，他们通过将染料注入脑室来研究蛛网膜系统[9]。1956—1959 年，Bengt Liliequist 通过人类尸体的气脑造影明确描述了 Liliequist 膜，后来以其姓名来命名该结构[8]。自从 1970 年以来他们的兴趣因为显微神经外科的发展而得到加强，即开始利用脑池的空间作为自然而无创的通道来到达各个脑结构。1976 年，Yasargil 通过观察 1500 台显微外科手术而描述了蛛网膜下腔的解剖，并引用"Liliequist 膜"作为专有名词[10]。第一个内镜的

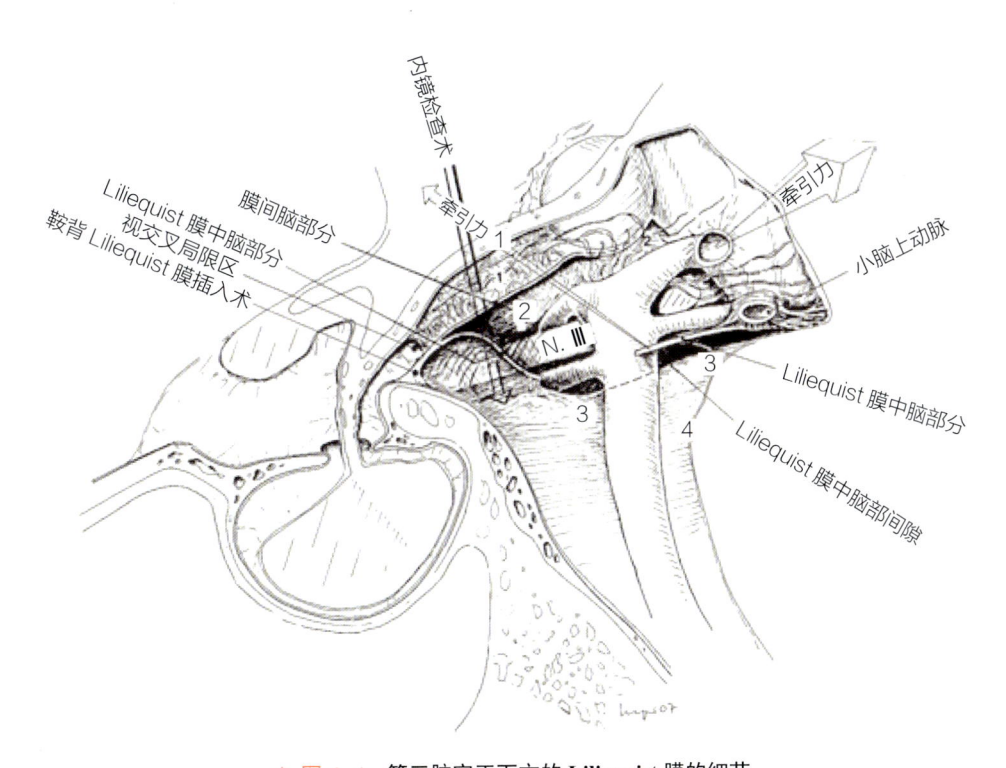

▲ 图 6-4 第三脑室正下方的 Liliequist 膜的细节
1. 脚间池深部；2. 脚间池浅部；3. 桥前池；4. 软脑膜（经许可转载，引自 Seeger[32]）

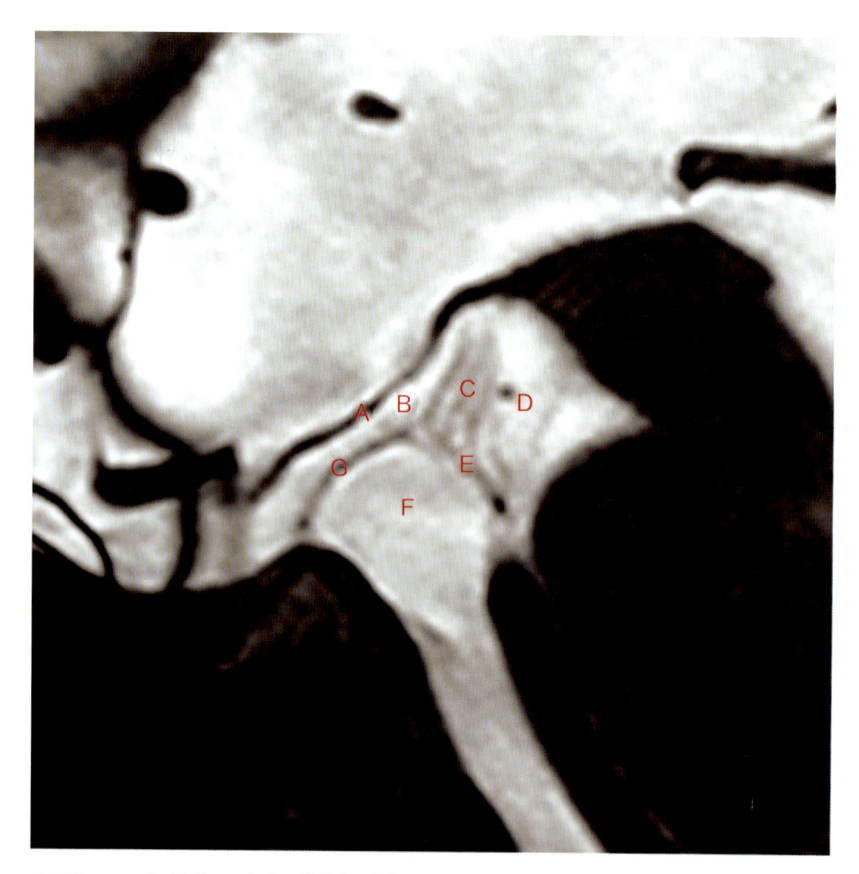

神经内镜下第三脑室底造瘘术
Endoscopic Third Ventriculostomy: Classic Concepts and a State-of-the-Art Guide

▲ 图 6-5　矢状位 T_2 加权磁共振成像（MRI）显示 Liliequist 膜和第三脑室下的脑池
A. 室管膜层；B. 脚间池深部；C. Liliequist 膜间脑部；D. 脚间池浅部；E. Liliequist 膜中脑部；F. 桥前池；G. 鞍背 Liliequist 膜附着处（经许可转载，引自 Dezena[33]）

视角来自 2000 年初，Vinas 和 Panigrahi（2001 年）将有机硅注射到 20 个尸体头部并进行了 Liliequist 膜的显微解剖，列举了多个以前解剖方面的争议，因此也成了内镜下研究该膜的先驱[11]。Lu 和 Zhu（2005 年）通过 8 具尸体的显微解剖描述了脚间池的结构，并显示了这些膜与基底动脉分叉，动眼神经，大脑后动脉，穿动脉和其他结构之间的关系[12]。Sufianov 等（2009 年）显微解剖了 Liliequist 膜并通过检查脑组织断层切片来研究脚间池。他们对膜的细节进行了研究，增加了间脑部和中脑部这些结构的描述[13]。Qi 等（2011 年）通

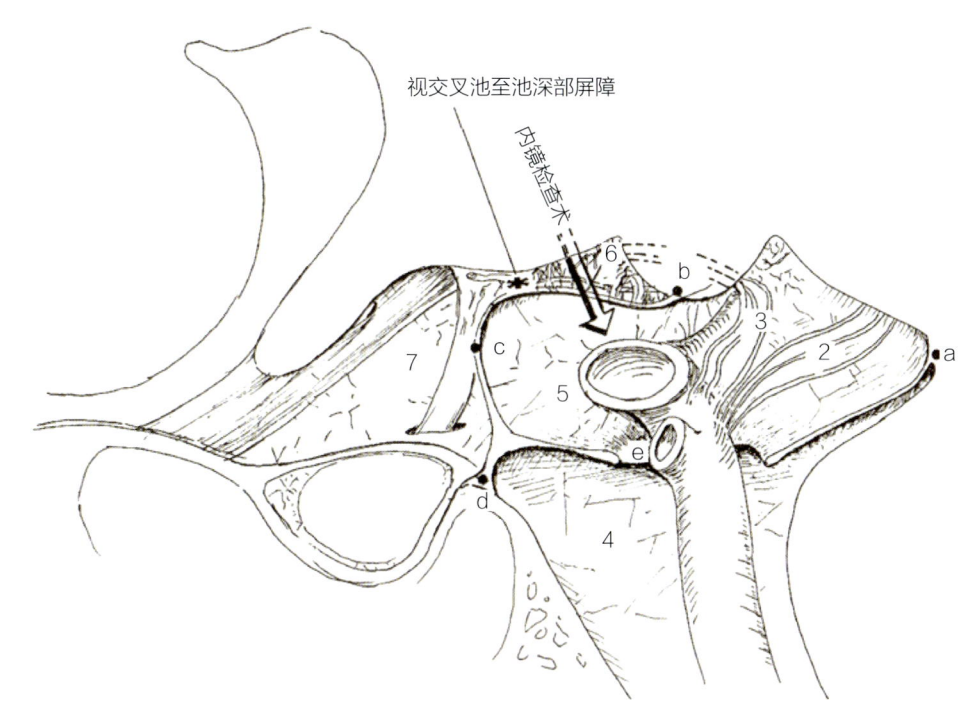

第 6 章 神经内镜下第三脑室底造瘘术（ETV）的手术技术
Surgical Technique of Endoscopic Third Ventriculostomy (ETV)

▲ 图 6-6 神经内镜通过脚间池深部的轨迹。此步骤对于 ETV 成功是必需的
a. Liliequist 膜的中脑部在脑桥中脑缘处插入；b. Liliequist 膜的间脑部在乳头体处插入；c. 该节段向视交叉池隆起；d. Liliequist 膜在鞍背处插入；e. 中脑节段的缺口；1. 基底动脉分叉；2. 丘脑穿通动脉后束，穿过后穿通质；3. 丘脑穿通动脉前束，穿过脚间池浅部；4. 桥前池；5. 脚间池浅部；6. 脚间池深部；7. 视交叉池
经许可转载，引自 Seeger[32]

过 20 具尸体的解剖重新研究了脚间池的膜结构，强调了在其前部有中脑部的存在[14]。Wang 等（2011 年）研究了 3D 膜结构是为了有助于通过微侵袭技术来理解解剖结构。他们再一次的描述了间脑部和中脑部并且增加了一对下丘脑部。但是他们强调所有这些只存在于 2/3 的标本中[15]。随着神经内镜技术的发展，以及第三脑室造瘘的普及，研究者的注意力集中在这方面的膜的解剖结构特点。Buxton 等（1998 年）描述了一个患者，一个 Chiari 畸形 Ⅱ 型的儿童被提交进行了一个失败的第三脑室底造瘘手术。十分必要去遵循手术的程序并打开第三脑室底下面的膜。他们强调 Liliequist 膜各个部分之间的经典解剖关系，在第三脑室底造瘘手术中需要辨认并打开他们[16]。Froelich 等（2008 年）

083

试图去理解神经内镜视野与解剖之间的关系。他们研究了 13 个尸头，先行内镜研究然后在显微镜下研究。他们的结论是大多数尸头中 Liliequist 膜是单个膜，或者是两个部分，间脑部和中脑部[17]。Inoue 等（2009 年）通过显微技术和内镜技术研究了 22 个尸头，来研究脑池的解剖结构同时试图保持他们的完整性。他们通过识别 9 个脑池和 20 个内蛛网膜包括 Liliequist 膜来描述这个解剖结构。他们引用了两个部分的理论，强调这两个部分与其他结构的关系，以及他们在内镜视角下的外观。他们还提供了神经内镜视角下的图片[18]。Anik 等（2011 年）研究了 24 例新鲜成人尸头，通过显微镜然后硬质内镜来研究这些膜结构。结果显示在 18 个标本中，膜分为 2 个经典的部分。他们还描述了它与附近结构的关系[19]。Zhang 等（2012 年）应用显微技术解剖了 24 个甲醛处理过的尸体并进行了组织学研究。他们报告显示 Liliequist 膜包括两个部分，总是向外侧延伸附着在小脑幕边缘。在一半的标本中是附着于海马沟回内侧。他们还阐明动眼神经位于膜的最上部下方，通过自身的一个膜附着于它。他们还通过内镜下的手术照片来例证这些发现[20]。Dezena（2015 年）通过术中观察描述了 Liliequist 膜，显示了两个主要部分的录像图片，以及他们与脑池内结构的关系[21]。Fushimi 等（2003 年）通过 31 个健康志愿者的 3D MRI 研究描述了 Liliequist 膜的 3 个部分。他们在所有患者中均识别到该膜并显示出解剖变异。通过 MRI 分析，在 88% 的志愿者中该膜的厚度小于第三脑室底厚度的 1/2[22]。Anik 等（2011 年）研究了 51 例 2 岁以下儿童的 flow MRI，并提交了第三脑室底造瘘术，验证是否该检查能预测该手术的效用指数。他们结论是脚间池和桥前池内流动的存在是成功的预测因素[23]。Anik 等（2011 年）研究了 29 例成人患者的常规 MRI，在第三脑室底造瘘术后应用 3D 技术进行了再次研究。在所有的患者中均识别到 Liliequist 膜。在 21% 的失败患者中，他们观察到其中 3 例膜没有开放可能是其失败的原因[24]。Etus 等（2011 年）研究了 11 例脑积水患者的 Liliequist 膜结构的活检结果，5 例为近期发病，6 例病程长。他们的结论是在慢性患者中，发现伴有胶原蛋白和成纤维细胞表现的膜的退化，它可能会造成膜的增厚而难以打开。在急性患者中则没有这些发现。

第 6 章 神经内镜下第三脑室底造瘘术（ETV）的手术技术
Surgical Technique of Endoscopic Third Ventriculostomy (ETV)

他们推断当膜发生退化时，由于不能正确的打开膜而出现极大的失败可能[25]。Yadav 等（2012 年）描述了第三脑室底造瘘技术并强调了打开 Liliequist 膜的重要性，同时指出术中如果没有考虑到这点那么手术可能失败[26]。Romero 等（2014 年）分析了 51 例第三脑室底造瘘的视频（27 例成人和 24 例儿童）。他们建立了基于术中发现的评分系统，包括解剖结构的变形、手术的意外、2 次手术、蛛网膜下腔的多膜结构、第三脑室底无搏动或搏动微弱，以及需要电凝的柔韧的乳头体前膜。他们针对决定失败的因素进行了统计学可能性分析，结论是这些因素的协同作用会增加失败的可能性。对每个患者来说，2 次内镜手术打开 Liliequist 膜是失败的相关因素[27]。Mortazavi 等（2014 年）回顾了解剖的描述。他们认为膜的真实解剖本质依然是争论的主题。但是他们认为在多种情况下，Liliequist 膜可能缺失（15%～42.9%）。他们还综合其他作者关于间脑部的发现，在大多数患者，它可能厚且透明。这些作者还将这些发现与第三脑室底造瘘进行相关分析，提出注意在这些情况下打开膜可能不重要（乳头体后部）。但是他们强调 Liliequist 膜或任何第三脑室以下的蛛网膜结构必须要打开才能成功地完成手术。他们还考虑了联合开放第三脑室底和 Liliequist 膜的可能性，如果没有识别到它，尤其是在长期的脑积水时，他们提出，在大多数情况下，只开放间脑部会足以成功。但是，他们认为，在某些时候，脚间池是封闭的空间，理想的状态还是打开中脑部[28]。Schulte-Altedorneburg 等（2016 年）回顾性研究了 37 例成人脑积水 MRI，试图识别 Liliequist 膜的所有部分，结论是该膜在半数情况下是可见的[29]。在下面，Liliequist 膜的图像来自于最好的脚间池和桥前池内镜视角（图 6-7），以及术中间脑和中脑部的图像（图 6-8 至图 6-10）。

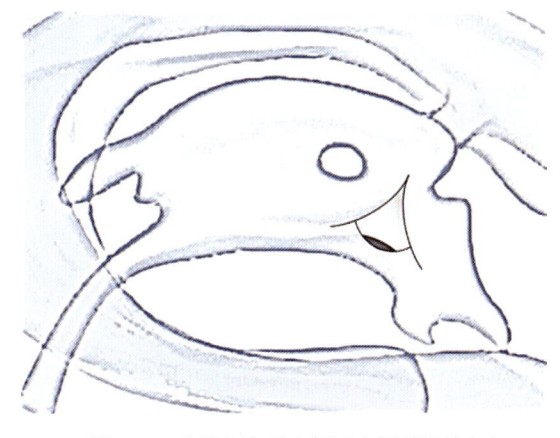

▲ 图 6-7 内镜视角看脚间池和桥前池的方向

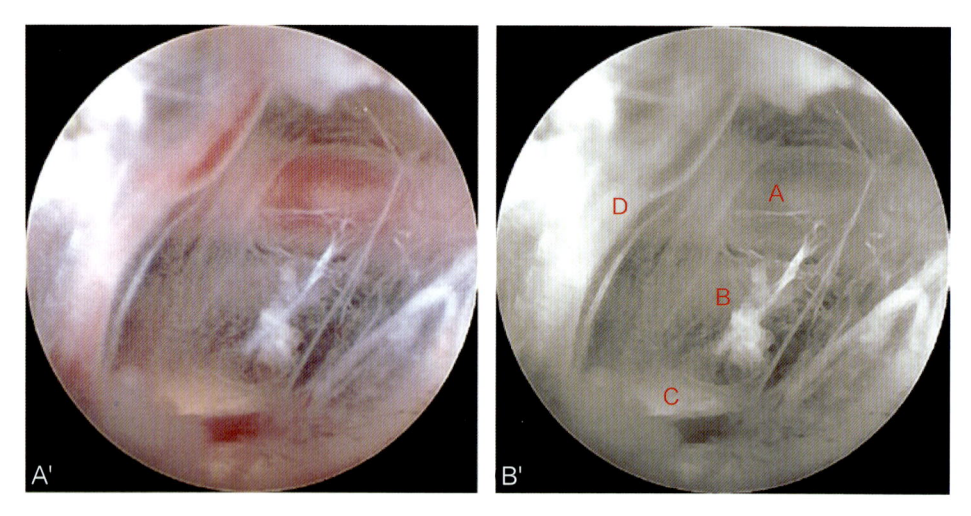

神经内镜下第三脑室底造瘘术
Endoscopic Third Ventriculostomy: Classic Concepts and a State-of-the-Art Guide

▲ 图 6-8　A. 右大脑后动脉（P$_1$）；B. Liliequist 膜；C. Liliequist 膜下面的大脑脚；D. 丘脑穿动脉
经许可转载，引自 Dezena[30]

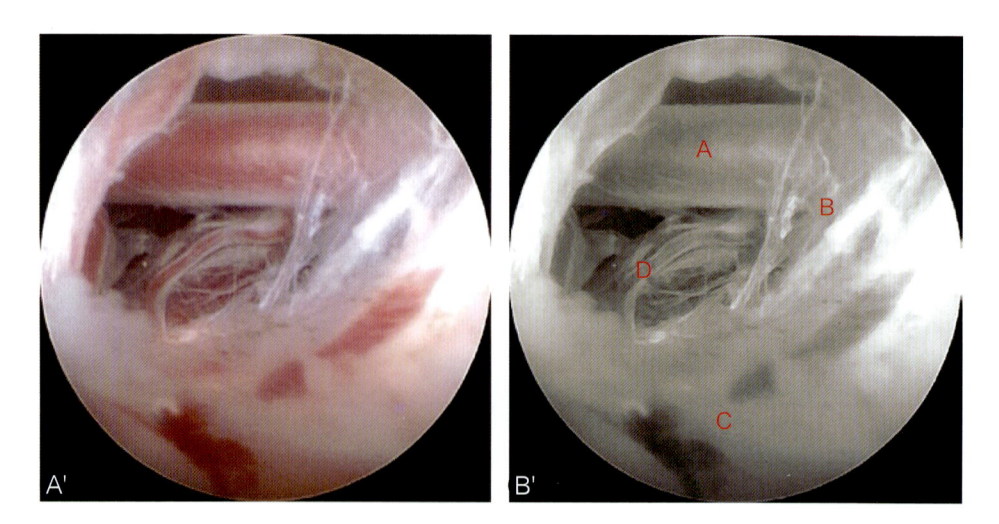

▲ 图 6-9　A. 右大脑后动脉（P$_1$）；B. Liliequist 膜；C. 灰结节；D. 丘脑穿动脉
经许可转载，引自 Dezena[30]

第 6 章　神经内镜下第三脑室底造瘘术（ETV）的手术技术
Surgical Technique of Endoscopic Third Ventriculostomy (ETV)

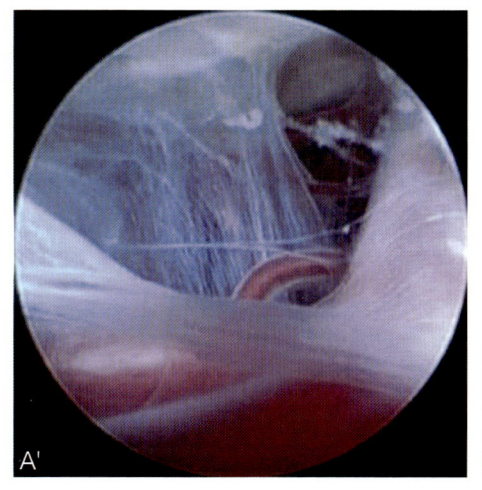

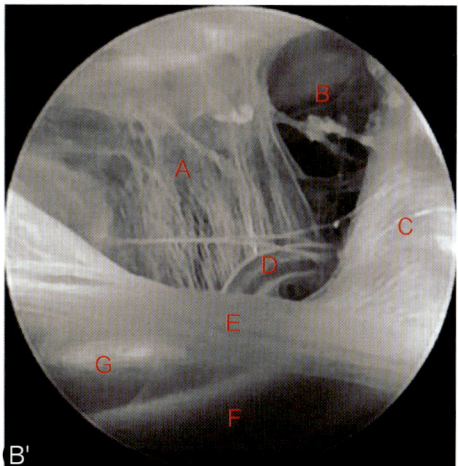

▲ 图 6-10　A. Liliequist 膜，中脑部；B. 桥前池；C. 基底动脉；D. 桥脑动脉分支；E. Liliequist 膜，间脑部；F. 左大脑后动脉（P₁）；G. 左小脑上动脉

经许可转载，引自 Dezena[33]

参考文献

[1] Dezena RA. Atlas of endoscopic neurosurgery of the third ventricle. In: Basic principles for ventricular approaches and essential intraoperative anatomy. 1th ed. Cham: Springer International Publishing AG; 2017. https://doi.org/10.1007/978-3-319-50068-3-1.

[2] Devaux BC, Joly LM, Page P, Nataf F, Turak B, Beuvon F, et al. Laser-assisted endoscopic third ventriculostomy for obstructive hydrocephalus: technique and results in a series of 40 consecutive cases. Lasers Surg Med. 2004;34(5):368–78.

[3] Deopujari CE, Karmarkar VS, Shaikh ST. Endoscopic third ventriculostomy: success and failure. J Korean Neurosurg Soc. 2017;60(3):306–14. https://doi.org/10.3340/jkns.2017.0202.013.

[4] Vogel TW, Bahuleyan B, Robinson S, Cohen AR. The role of endoscopic third ventriculostomy in the treatment of hydrocephalus. J Neurosurg Pediatr. 2013;12(1):54–61. https://doi.org/10.3171/2013.4.PEDS12481.

[5] Tubbs RS, Hattab EM, Loukas M, Chern JJ, Wellons M, Wellons JC III, et al. Histological analysis of the third ventricle floor in hydrocephalic and nonhydrocephalic brains: application to neuroendocrine complications following third ventriculostomy procedures. J Neurosurg Pediatr. 2012;9(2):178–81. https://doi.org/10.3171/2011.11.PEDS11290.

[6] Seeger W, Zentner J. Anatomical basis of cranial neurosurgery. 1th ed. Cham: Springer International Publishing AG; 2018. https://doi.org/10.1007/978-3-319-63597-2.

[7] Seeger W. Endoscopic and microsurgical anatomy of the upper basal cisterns. Wien: Springer; 2008. https://doi.org/10.1007/978-3-211-77035-1.

[8] Connor DE Jr, Nanda A. Bengt Liliequist: life and accomplishments of a true renaissance man. J Neurosurg.

2016;126(2):1–5.
[9] Key A, Retzius MG. Studien in der Anatomie des Nervensystems und des Bindegewebes. Stockholm: Samson and Wallin; 1875.
[10] Yasargil MG, Kasdaglis K, Jain KK, Weber HP. Anatomical observations of the subarachnoid cisterns of the brain during surgery. J Neurosurg. 1976;44(3):298–302.
[11] Vinas FC, Panigrahi M. Microsurgical anatomy of the Liliequist's membrane and surrounding neurovascular territories. Minim Invasive Neurosurg. 2001;44(2):104–9.
[12] Lü J, Zhu X. Microsurgical anatomy of the interpeduncular cistern and related arachnoid membranes. J Neurosurg. 2005; 103(2):337–41.
[13] Sufianov AA, Sufianova GZ, Iakimov IA. Microsurgical study of the interpeduncular cistern and its communication with adjoining cisterns. Childs Nerv Syst. 2009;25(3):301–8. https://doi.org/10.1007/s00381-008-0746-x.
[14] Qi ST, Fan J, Zhang XA, Pan J. Reinvestigation of the ambient cistern and its related arachnoid membranes: an anatomical study. J Neurosurg. 2011;115(1):171–8. https://doi.org/10.3171/2011.2.JNS101365.
[15] Wang SS, Zheng HP, Zhang FH, Wang RM. Microsurgical anatomy of Liliequist's membrane demonstrating three-dimensional configuration. Acta Neurochir. 2011;153(1):191–200. https://doi.org/10.1007/s00701-010-0823-2.
[16] Buxton N, Vloeberghs M, Punt J. Liliequist's membrane in minimally invasive endoscopic neurosurgery. Clin Anat. 1998;11(3):187–90.
[17] Froelich SC, Abdel Aziz KM, Cohen PD, van Loveren HR, Keller JT. Microsurgical and endoscopic anatomy of Liliequist's membrane: a complex and variable structure of the basal cisterns. Neurosurgery. 2008;63(1 Suppl 1):ONS1–8; discussion ONS8-9. https://doi.org/10.1227/01.neu.0000335004.22628.
[18] Inoue K, Seker A, Osawa S, Alencastro LF, Matsushima T, Rhoton AL Jr. Microsurgical and endoscopic anatomy of the supratentorial arachnoidal membranes and cisterns. Neurosurgery. 2009;65(4):644–64; discussion 665. https://doi.org/10.1227/01.NEU.0000351774.81674.32.
[19] Anik I, Ceylan S, Koc K, Tugasaygi M, Sirin G, Gazioglu N, et al. Microsurgical and endoscopic anatomy of Liliequist's membrane and the prepontine membranes: cadaveric study and clinical implications. Acta Neurochir. 2011;153(8):1701–11. https://doi.org/10.1007/s00701-011-0978-5.
[20] Zhang XA, Qi ST, Huang GL, Long H, Fan J, Peng JX. Anatomical and histological study of Liliequist's membrane: with emphasis on its nature and lateral attachments. Childs Nerv Syst. 2012;28(1):65–72. https://doi.org/10.1007/s00381-011-1599-2.
[21] Dezena R. Endoscopic views of the membrane of Liliequist. J Bras Neurocirurg. 2015;26(4):320–3.
[22] Fushimi Y, Miki Y, Ueba T, Kanagaki M, Takahashi T, Yamamoto A, et al. Liliequist membrane: three-dimensional constructive interference in steady state MR imaging. Radiology. 2003;229(2):360–5; discussion 365.
[23] Anik I, Ceylan S, Koc K, Anık Y, Etus V, Genc H. Role of interpeduncular and prepontine cistern cerebrospinal fluid flow measurements in prediction of endoscopic third ventriculostomy success in pediatric triventricular hydrocephalus. Pediatr Neurosurg. 2010;46(5):344–50. https://doi.org/10.1159/000323413.
[24] Anik I, Ceylan S, Koc K, Anık Y, Etus V, Genc H. Membranous structures affecting the success of endoscopic third ventriculostomy in adult aqueductus sylvii stenosis. Minim Invasive Neurosurg. 2011;54(2):68–74. https://doi.org/10.1055/s-0031-1277172.

［25］Etus V, Solakoglu S, Ceylan S. Ultrastructural changes in the Liliequist membrane in the hydrocephalic process and its implications for the endoscopic third ventriculostomy procedure. Turkish Neurosurg. 2011;21(3):359–66. https://doi.org/10.5137/1019-5149.JTN.4171-11.0.

［26］Yadav YR, Parihar V, Pande S, Namdev H, Agarwal M. Endoscopic third ventriculostomy. J Neurosci Rural Pract. 2012;3(2):163–73. https://doi.org/10.4103/0976-3147.98222.

［27］Romero L, Ros B, Ibáñez G, Ríus F, González L, Arráez M. Endoscopic third ventriculostomy: can we predict success during surgery? Neurosurg Rev. 2014;37(1):89–97. https://doi.org/10.1007/s10143-013-0494-6.

［28］Mortazavi MM, Rizq F, Harmon O, Adeeb N, Gorjian M, Hose N, et al. Anatomical variations and neurosurgical significance of Liliequist's membrane. Childs Nerv Syst. 2015;31(1):15–28. https://doi.org/10.1007/s00381-014-2590-5.

［29］Schulte-Altedorneburg G, Linn J, Kunz M, Brückmann H, Zausinger S, Morhard D. Visualization of Liliequist's membrane prior to endoscopic third ventriculostomy. Radiol Med. 2016;121(3):200–5. https://doi.org/10.1007/s11547-015-0588-z.

［30］Dezena RA. Inside the third ventricle. In: Atlas of endoscopic neurosurgery of the third ventricle. Cham: Springer; 2017. p. 121–208.

［31］Seeger W, Zentner J. Anatomical base of surgery. In: Anatomical basis of cranial neurosurgery. Cham: Springer; 2018. p. 19–74.

［32］Seeger W. Topography of basal cisterns (figs. 14 to 30). In: Endoscopic and microsurgical anatomy of the upper basal cisterns. Vienna: Springer; 2008. p. 5–8.

［33］Dezena RA. Beyond the third ventricle: inside the interpeduncular and prepontine cisterns. In: Atlas of endoscopic neurosurgery of the third ventricle. Cham: Springer; 2017. p. 209–36. With permission from Springer Nature.

第 7 章 替代技术：神经内镜下经透明隔造瘘术（ETSPR）

Alternative Technique: Endoscopic Transseptumpellucidumrostrostomy (ETSPR)

杨　坤　聂　丁　黄晓斌　钟　俊　徐剑峰　王　兵　高　飞　王明光　译

一、概述

在某些情况下，可能难以进行神经内镜下第三脑室底造瘘术（ETV）。例如，因炎症反应而发生第三脑室底增厚和脚间池解剖变异时，难以识别第三脑室底的解剖参数和造瘘位置，还有当脚间池缩小或被扩张的基底动脉占据时。因此，分流和恢复 CSF 循环等替代内镜造瘘的方法，是非常有用的。本章旨在研究在胼胝体嘴部造瘘实现脑室系统与大脑纵裂之间交通的解剖可行性，为使用神经内镜进行手术建立解剖参数。历史上，在弄清脑室系统与其他间隙之间的交通之前就有了治疗梗阻性脑积水的外科技术的描述。1922 年，Dandy 通过开颅行终板开放术，将第三脑室与大脑纵裂沟通[1-3]。Mixter 于 1923 年进行第一例神经内镜下第三脑室底造瘘术（ETV），开放第三脑室底，使其与脚间池沟通[2-4]。同时期，在脑动脉瘤夹闭手术中进行终板造瘘的术者，观察到蛛网膜下腔出血所致脑积水的发生率降低[5-9]。2003 年，Nakao 和 Itakura 描述了使用软镜打开终板治疗继发于结核性脑膜炎的脑积水[10]，从那时起，该手术已成为治疗脑室阻塞所致脑积水的可行替代方案。

神经内镜手术描述的另一个脑脊液颅内衍生通路是通过松果体上隐窝沟通第三脑室与四叠体池[11]。因此，脑室系统可替代的内部交通，显示了其在脑积水的内镜治疗中的价值，尤其是那些不适合行神经内镜下第三脑室底造瘘术

第 7 章　替代技术：神经内镜下经透明隔造瘘术（ETSPR）
Alternative Technique: Endoscopic Transseptumpellucidumrostrostomy (ETSPR)

的患者。偶然放置在大脑纵裂中的功能衍生的脑室导管的经验性观察结果证明，这种空间可以作为内部内镜衍生通路发挥作用。

二、方法

（一）侧脑室额角及纵裂的解剖学标志

在本研究中，使用 16 个从尸体解剖中获得的大脑标本，这些标本初步肉眼检查外观正常。其中女性 9 人，男性 7 人，年龄 13—69 岁（43.5±13.14 岁），重量 940～1533g（1162.7±148.75g）。将这些大脑标本固定在 10% 福尔马林中，从胼胝体到脑干和小脑的正中矢状面上进行切片，分离胼胝体周围动脉、透明隔的两小叶、第三脑室侧壁、穹窿柱，此外，切开前连合、终板、丘脑间黏合、乳头体之间的第三脑室底部和中线的视交叉。大脑前动脉保持黏附在各半球的自然位置上。矢状面切开后，在各大脑半球中确定以下解剖结构（图 7-1），包括胼胝体及其分隔、室间孔、穹窿柱、端板、视上隐窝、乳头体、灰结节、终板旁回和大脑前动脉。在半脑的凸面中识别出中央沟、中央前回和中央前沟，然后在中央前沟前方 4cm 处、距中线 3cm 处标记一个点，以此为基准点进行钻孔（图 7-2）。为了测量解剖结构之间的距离，将探针放置在胼胝体的嘴、膝、体和压部、视上隐窝、位于乳头体前面的灰结节、第三脑室底部。胼胝体头部部分更薄且具有多层，其与透明隔下部相邻，被确定为嘴板[12]，其后边界为穹窿柱。室间孔位于穹窿柱的后部及其后壁。在大脑前动脉中发现并标记了两个标志，第一个位于前交通动脉的起点，第二个在其 A_2 段的第一弯曲处，其位于动脉走行由上升变为向前的位置，在胼胝体的顶部下面。随后，在平行于透明隔与胼胝体交界处的轴向切片上对每个大脑半球进行切片。通过这一切片，能够获得更好的侧脑室底部视图，并保持了由透明隔的每个小叶形成的侧脑室的内侧壁。将探针插在下列参考点（图 7-3），在嘴板的开始处，在嘴板与穹窿柱之间的界限处，在穹窿柱与室间孔的后界限处。根据标记的解剖点，进行以下测量（图 7-4），包括嘴板的长度，室间孔的前后直径，穹窿柱前后直径，

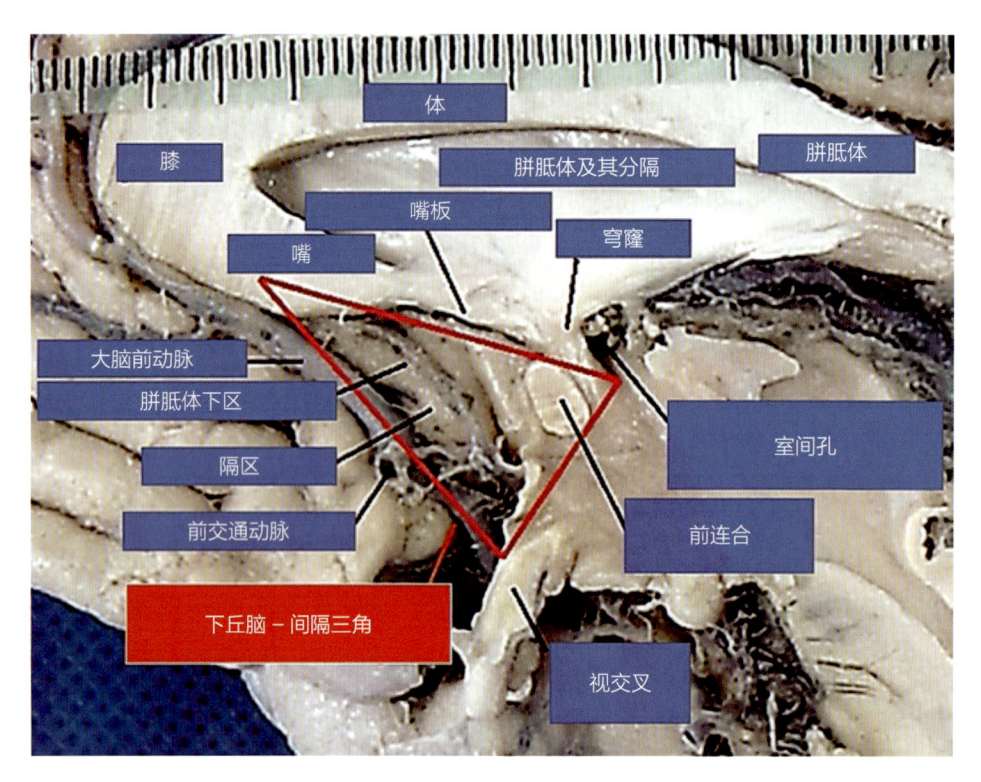

神经内镜下第三脑室底造瘘术
Endoscopic Third Ventriculostomy: Classic Concepts and a State-of-the-Art Guide

▲ 图 7-1　大脑中线矢状面上有嘴板、下丘脑 – 间隔三角区，以及邻近结构
经许可转载，引自 Fuziki 等 [1]

透明隔高度（颅脑轴），胼胝体端部的厚度，从室间孔到灰结节的距离，从嘴板到视上隐窝的距离，从嘴板到前交通动脉的距离和从嘴板到大脑前动脉的距离。

（二）内镜打通侧脑室

使用甲基丙烯酸酯胶仔细重建轻度扩张的脑室，以显示透明隔、胼胝体的前庭、第三脑室，以及大脑前和前交通动脉的原始位置。基于所得到的参数，在重建之前，从在每个脑半球位于中央前沟前方 4cm 和中线外侧 3cm 的皮质点进行隧道状皮质切除术，直至室间孔，以在透明隔和嘴板进行脑室镜检查及造口术。内镜操作采用硬式内镜 MINOP（Aesculap AG, Tuttlingen, Germany），

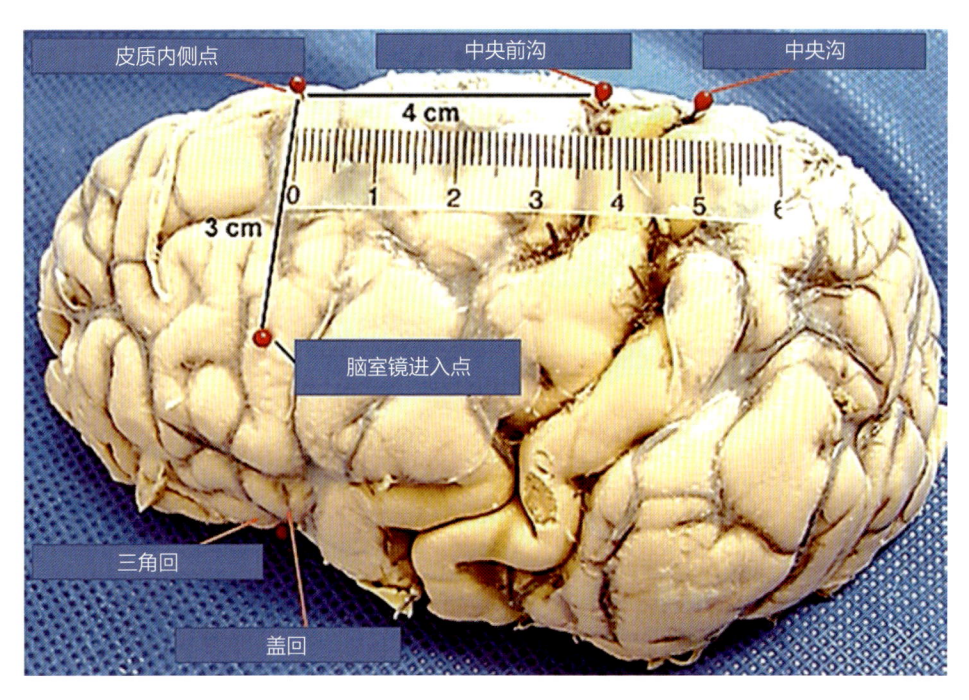

第 7 章 替代技术：神经内镜下经透明隔造瘘术（ETSPR）
Alternative Technique: Endoscopic Transseptumpellucidumrostrostomy (ETSPR)

▲ 图 7-2 左脑半球上方视图

识别中央沟，中央前沟，皮质内侧点，脑室镜皮质切开术的入口点，三角回，盖回（经许可转载，引自 Fuziki 等[1]）

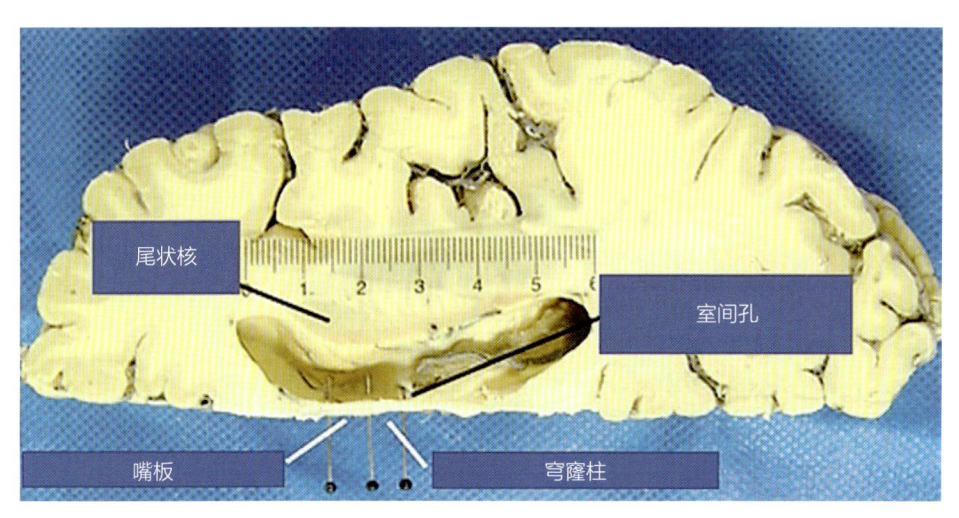

▲ 图 7-3 在侧脑室的轴向切面上方，用探针标记室间孔／穹窿柱的前边界和穹窿柱／嘴板的边界

经许可转载，引自 Fuziki 等[1]

093

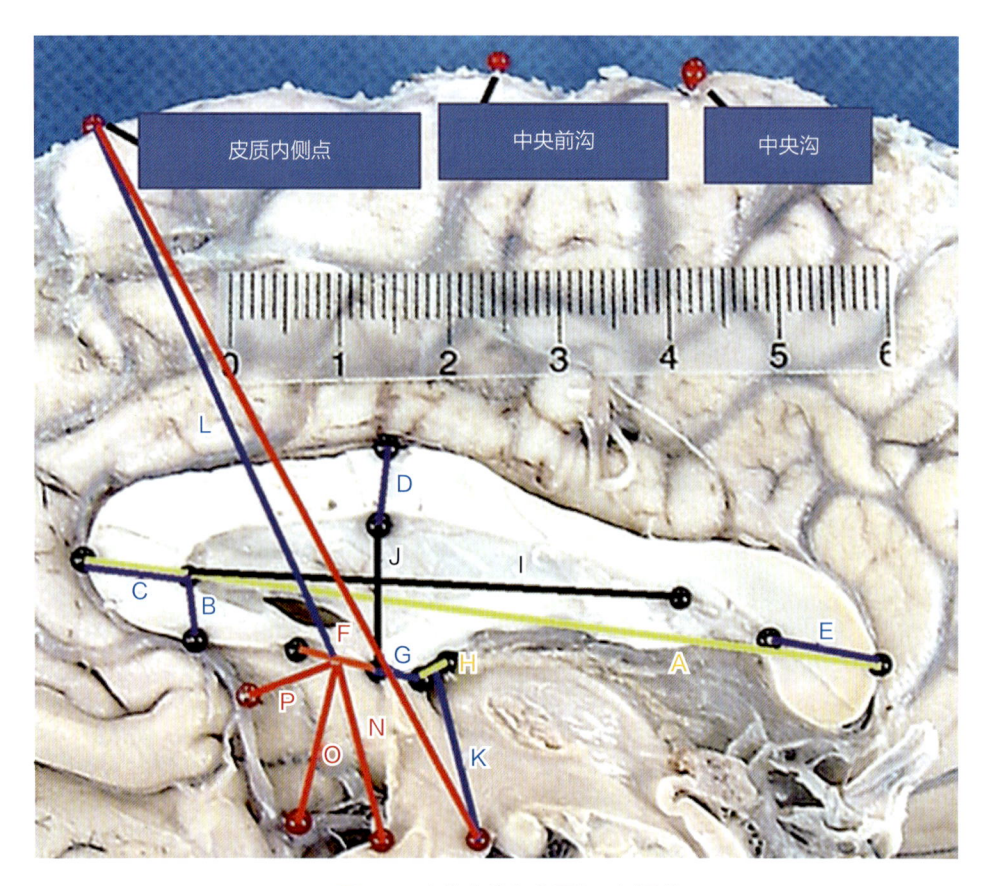

神经内镜下第三脑室底造瘘术
Endoscopic Third Ventriculostomy: Classic Concepts and a State-of-the-Art Guide

▲ 图 7-4 大脑中线矢状面标示测量线

A. 吻侧 / 胼胝体压部；B. 吻侧厚度；C. 胼胝体膝部厚度；D. 胼胝体体部厚度；E. 胼胝体喙部厚度；F. 嘴板长度；G. 穹窿柱厚度；H. 室间孔直径；I. 侧脑室长度；J. 透明隔高度；K. 室间孔到灰结节的距离；L. 皮质至嘴板距离；M. 皮质到灰结节的距离；N. 嘴板 / 视上隐窝距离；O. 嘴板 / 前交通动脉距离；P. 吻侧椎板 / 大脑前动脉距离

其直径 2.7mm，有 4 个工作通道，6mm 套管针，0°镜，用于抓取和剥离的 2mm 镊子，并连接视频记录系统。手术后，在矢状面和轴面再次切片大脑，通过直接可视化研究造口术。

（三）统计分析

比较左右半球测量值的方差和平均值，方差用 F 检验，平均值用学生 t 检验，进行配对检验，$P < 0.05$ 为差异显著。另外还对室间径和穹窿前后径、

室间孔前后径和嘴板长度，进行了皮尔逊相关性检验。统计学检验使用 Office Excel 2003（Microsoft, USA）完成。

三、结果

（一）侧脑室额角及纵裂解剖学标志的测量

位于侧脑室前角底上的解剖标识与下丘脑－透明隔三角区域的解剖标识之间的测量结果如表 7-1 所示。两个大脑半球的测量结果没有显著差异（$P<0.05$，方差采用 F 检验，均数间的配对观察采用学生 t 检验）。室间孔前后径与穹隆柱前后径呈正相关（Pearson 相关系数 $R=0.35$），以及与胼胝体嘴板长度亦呈正相关（Pearson 相关系数 $R=0.23$）。根据左右大脑半球所测得的数据，计算出室间孔前后径（4.93±0.60mm）、穹隆柱前后径（5.78±0.93mm）和胼胝体嘴板长度（7.09±1.02mm）的平均值。根据这些参数，进行内镜下经透明隔－胼胝体嘴的造瘘点被确认位于室间孔与穹隆柱界限前方，距离是室间孔前后径的 2 倍，位于和透明隔下部与侧脑室额角底部界限的相交处。

表 7-1 下丘脑－透明隔三角区域附近解剖点间测量的比值和标准差

	两侧大脑半球	
	右 侧	左 侧
胼胝体嘴板长度	7.07±1.22mm	7.12±0.82mm
室间孔直径	4.84±0.66mm	5.03±0.55mm
穹隆柱直径	5.74±0.92mm	5.82±0.98mm
胼胝体嘴厚度	6.89±1.47mm	6.7±0.9mm
室间孔－灰结节距离	18.14±2.86mm	17.76±2.9mm
胼胝体嘴板－视上隐窝距离	16.65±2.55mm	16.08±2.84mm
胼胝体嘴板－前交通动脉距离	15.33±2.6mm	15.95±2.73mm
胼胝体嘴板－大脑前动脉距离	8.62±2.0mm	8.76±1.72mm

神经内镜下第三脑室底造瘘术
Endoscopic Third Ventriculostomy: Classic Concepts and a State-of-the-Art Guide

（二）神经内镜下打通侧脑室

采用内镜技术行经透明隔－胼胝体嘴板入路造瘘的步骤如下（图7-5）。

- 确认右侧侧脑室室间孔、穹隆柱、透明隔，以及透明隔静脉。
- 对预先所确认的造瘘点进行定位。
- 采用2.0mm的内镜钳对透明隔和侧脑室额角底部进行穿刺。
- 通过打开内镜钳扩大造瘘部位的穿刺口，然后用3F Fogarty气囊导管进一步扩张造瘘口。
- 通过造瘘口观察，确认左侧胼胝体下区域、胼胝体下动脉，以及左侧大脑前动脉。
- 经左侧侧脑室对造瘘口观察，显示右侧胼胝体下区域及左侧大脑前动脉。
- 经右侧侧脑室对造瘘口观察，直视下推进整个内镜设备，显示右侧及左

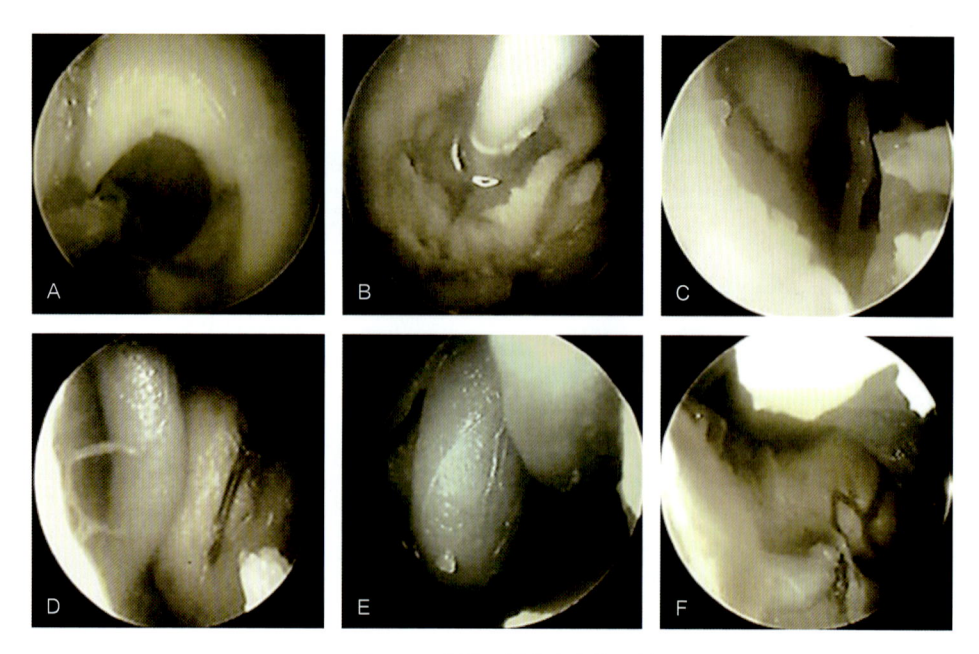

▲ 图7-5 内镜下操作步骤的照片
A. 室间孔；B. 使用Fogarty球囊导管对造瘘口扩大；C. 胼胝体下区域；D. 左侧大脑前动脉；
E. 左右大脑前动脉；F. 视交叉

第 7 章 替代技术：神经内镜下经透明隔造瘘术（ETSPR）
Alternative Technique: Endoscopic Transseptumpellucidumrostrostomy (ETSPR)

侧大脑前动脉和视交叉。

- 显露左右侧脑室对透明隔 – 胼胝体嘴板入路进行最终观察。

在对两个解剖标本进行了经透明隔 – 胼胝体嘴板入路造瘘后，对造瘘口的观察呈现如下特征。

- 在造瘘口之前，切开处向前超过了胼胝体嘴板 2~3mm，达到胼胝体嘴的一小部分（图 7-6）。

- 在造瘘口之后，造瘘口的后界在穹窿柱前方 5mm（图 7-6）。

- 在造瘘口的外侧，造瘘口是呈一个倾斜向外侧的朝向（图 7-7 和图 7-8），这是由于透明隔其下界与额角底部的交界面是倾斜的，这符合额底的形状及其与尾状核头部的关系（图 7-8）。

- 在造瘘口内侧，造瘘口通过透明隔的切开与左侧侧脑室相沟通。经透明隔 – 胼胝体嘴板入路造瘘口的直径为 6mm，与内镜套筒的直径大致相当。

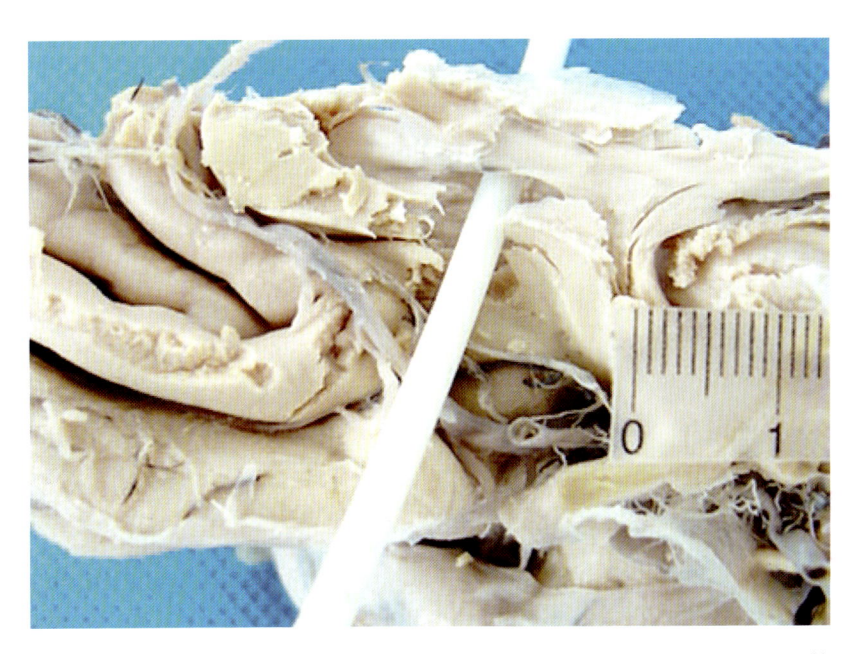

▲ 图 7-6 经透明隔 – 胼胝体嘴板入路造瘘口的大脑矢状位切面，显示了一根导管通过造瘘口
经许可转载，引自 Fuziki 等[1]

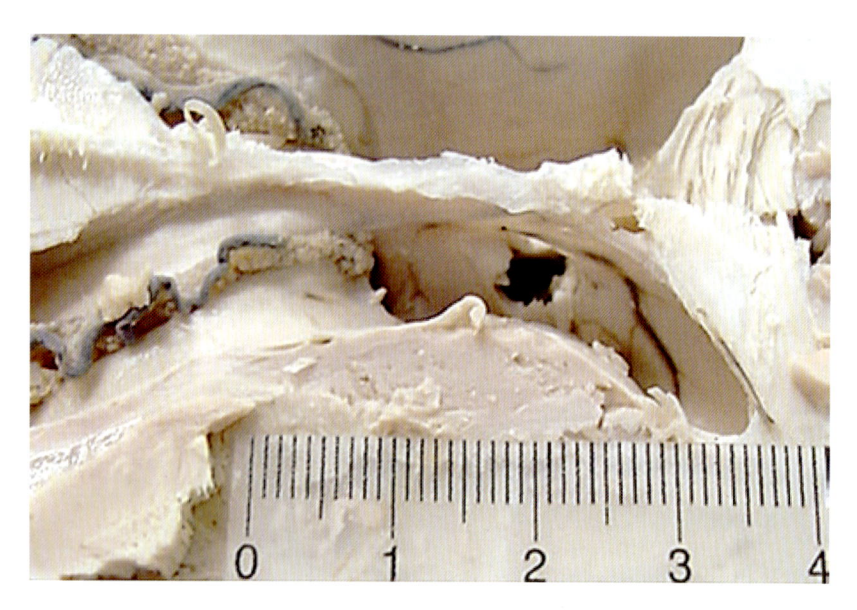

神经内镜下第三脑室底造瘘术
Endoscopic Third Ventriculostomy: Classic Concepts and a State-of-the-Art Guide

▲ 图 7-7 侧脑室水平的大脑轴位切面的上面观，显示了经透明隔 - 胼胝体嘴板入路的造瘘口
经许可转载，引自 Fuziki 等 [1]

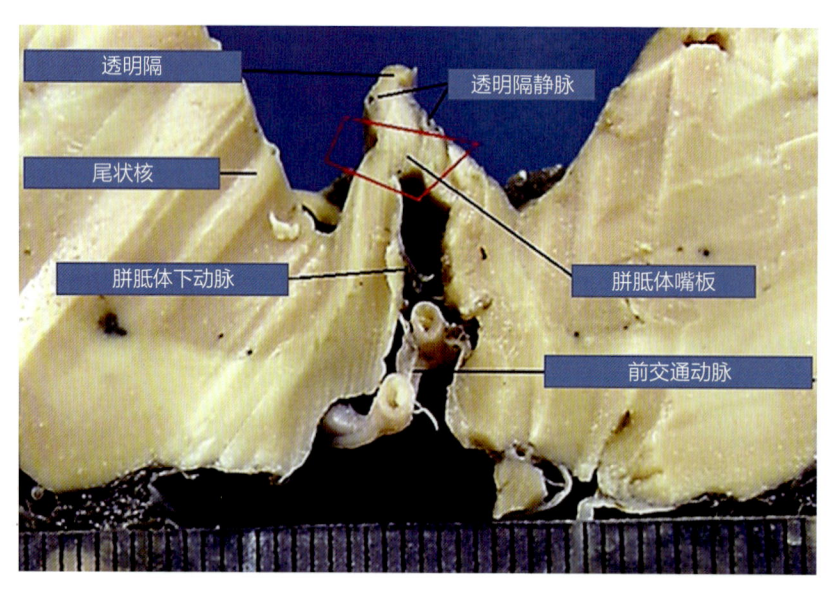

▲ 图 7-8 造瘘口的大脑冠状切面，显示了胼胝体嘴板与透明隔及其倾斜面与在侧脑室额角底上的尾状核的解剖关系。红色的多边形区域是经透明隔 - 胼胝体嘴板入路的造瘘口位置
经许可转载，引自 Fuziki 等 [1]

098

四、讨论

（一）侧脑室额角底部和下丘脑－透明隔三角区域

矢状切面上的胼胝体嘴向后方逐渐变窄，直到成为一个称为嘴板的薄板[12]，其后部走行向穹窿柱、前连合和终板的上端[13]。向上方，嘴板与透明隔的小叶连续，位于透明隔平面与额角底面相交的顶点，从而形成一个双面夹角。由于透明隔膜覆盖于嘴板，所以直视下通过额角底或经内镜通过侧脑室识别嘴板变得困难。嘴板下方为下丘脑－隔三角[14]，其边界为见图7-1。

- 连接视交叉前表面和前连合后部的线。
- 连接前连合后部和胼胝体嘴与胼胝体膝交界的连线（胼胝连合线）。
- 连接胼胝体嘴与胼胝体膝至视交叉的连线，三条连线闭合成三角形。

包含在该三角形内及其边界中的结构有视交叉、内侧和外侧隔核、终纹间质核、端脑基底部的对角纹（Broca斜角带）伏隔核、下丘脑前部的核、前连合纤维、穹窿柱、部分扣带回、终纹、丘脑的髓纹、端脑的内侧束，以及与内侧嗅觉纹相关的神经纤维[13]、大脑前动脉A_1段和前交通动脉及其分支（下丘脑、胼胝体下动脉和胼胝体正中动脉）。在所有解剖标本中的矢状切面上都发现了嘴板。然而，在轴向截面中，见不到这一结构，因为它被透明隔覆盖，并且它的下部向双侧倾斜，终止在朝向尾状核头部的小斜坡中，与尾状核形成了一个角度。根据室间孔、穹窿柱和嘴板间的平均值的比例，以及正相关性，确定了室间孔前缘前方距离为该孔直径的2倍的一个点作为参考点，在两个解剖标本嘴板进行神经内镜下经透明隔造瘘术（endoscopic transseptumpellucidumrostrostomy，ETSPR），通过这个路径可到达大脑纵裂。最初开窗是在透明隔底部用2mm的镊子进行的，以锐角由内镜通过大脑皮质通过确定点，在ETV过程中也使用了相同的方法。在额叶的内侧，胼胝体下方和前连合之前，有副嗅区或胼胝下区[15, 16]。它延续到终板的前方叫作终板旁回或终板旁体，又称连合前隔[15, 16]。胼胝体下回和终板旁回组成一个中隔区域，并构成边缘系统的一部分[12, 13, 15, 17-20]。隔核位于透明隔附近。在动物中，隔核由内侧和外侧两部分组成。在人类中，外侧隔核可能对应于脑室表面附近的神经元，而内侧隔核对应于透明隔附近的神经元[20]。此外，这些内侧隔核对应细胞在终板的吻侧与大脑半球内侧表面的灰质连续。这个区域被称为终板旁回，与 Broca 斜角带的核心相连，位于额极表面的底部。Brodal 报告了在人类中识别隔核的困难，并描述了隔区的上部形成薄透明隔，其缺乏神经细胞。连合前隔的下部分为内侧隔核和外侧隔核[15]。侧脑室前角的内侧（透明隔）、前壁（胼胝体膝）和底壁（胼胝体嘴）由前隔静脉引流，前隔静脉由额极附近的深部白质分支形成。它们通过侧脑室底和前壁向内侧移动，到达透明隔，随后指向室间孔，在该孔上方形成穹窿轮廓进入脉络丛，并终止于大脑内静脉[21]。在直视下观察解剖标本时，由于侧脑室底部在透明隔嵌入的底部倾斜，造瘘术的侧方极限距离中线稍远。造瘘术的前方极限略超过嘴板到达胼胝体嘴，需要破坏部分纤维，后极限位于穹窿柱前方。通过右侧脑室进行的造瘘术，可经内侧部分通过透明隔下方到达左侧脑室，并通过左侧脑室的内镜下观察进行识别。至于隔静脉，造瘘位于其分支汇合处之前的较低位置。通过右侧脑室造瘘，可以在画面前景中识别正下方的胼胝体下动脉，将内镜引导到前方和下方，识别左、右大脑前动脉的 A_2 段和左胼胝体下动脉的皮质部分。通过内镜在向下和向后方向可以看到视交叉，但这种操作需要在内镜中对脑实质和造瘘口后缘施加压力。通过脑实质造瘘口后缘借助神经内镜可以直视观察到视交叉。进行左侧脑室造瘘手术时，可以观察到左侧大脑前动脉和右侧的胼胝体下区域。嘴板分别与大脑前动脉、前交通动脉和视上隐窝之间的连线标出了一个小多边形区域，内镜可以通过此区域进行操作（图 7-9）。

（二）透明隔区域的功能

大鼠实验表明，与接受食物和水相比，这些动物更喜欢接受隔核电刺激，因此隔核被认定为"快乐区域"，这也在进食和繁殖等行为中发挥重要作用[20]。这些动物的隔核被破坏后，会出现隔核综合征，表现为对大多数环境刺激的行为反应的恶化，这些环境刺激发生在性和食物领域，以及攻击性反应中[15]。

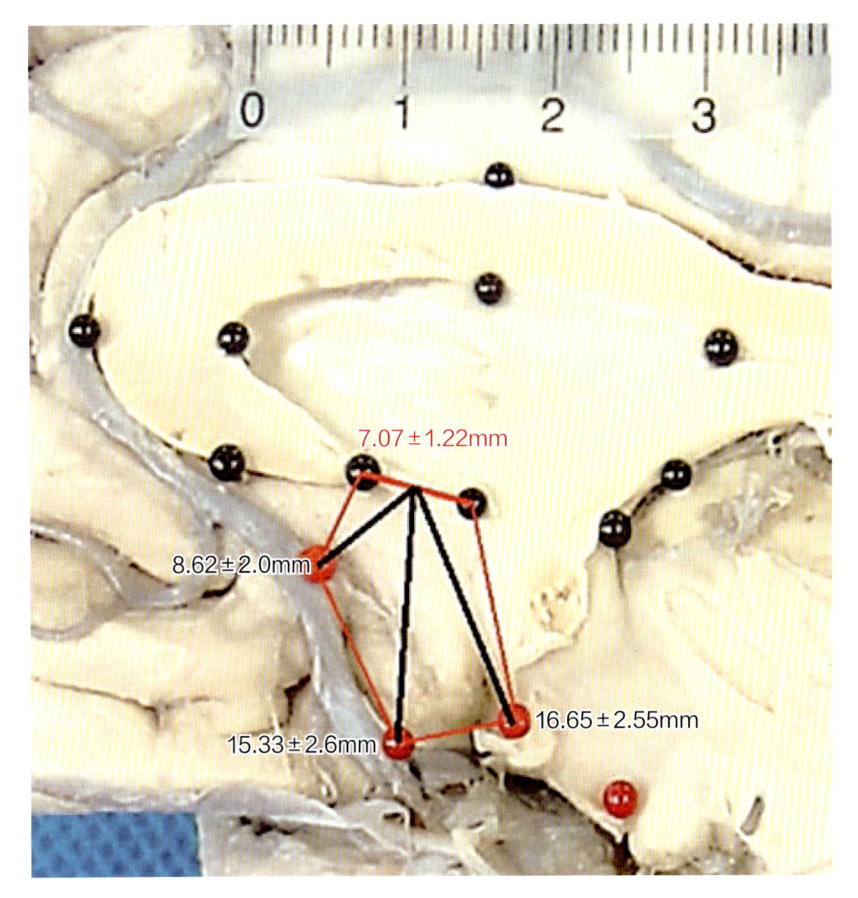

第 7 章 替代技术：神经内镜下经透明隔造瘘术（ETSPR）
Alternative Technique: Endoscopic Transseptumpellucidumrostrostomy (ETSPR)

▲ 图 7-9 胼胝体下方的多边形区域（红线），胼胝体结构的通道，自嘴板分别至大脑前动脉、前交通动脉、视交叉的距离（黑线）

经许可转载，引自 Fuziki 等[1]

目前对人类隔核的功能知之甚少。神经外科实践中的观察表明，在治疗钙化脑动脉瘤的手术中，以及在治疗癫痫的消融手术中。例如，胼胝体切除术和半球切除术，或者通过脑室导管意外穿孔嘴板，都不伴有可归因于该区域特定损害的临床表现。

（三）神经内镜下开窗术的技术可行性

本研究表明，内镜下通过 ETSPR 沟通侧脑室和大脑纵裂在解剖学上是可行的。但是，这种沟通在治疗脑积水方面是否有效？大脑纵裂的脑脊液流量是否足以引流阻塞的脑室，还是需要更大的空间？脑脊液流至颅顶的蛛网膜颗粒时会被吸收吗？为了分析这些问题，有必要回顾脑脊液生理学的两个方面，第一是其吸收发生在哪里，第二是其流动如何发生。早在1902年，Cushing便观察到蛛网膜下腔和矢状窦之间存在连通，蛛网下腔和静脉窦之间可能存在滤器或瓣膜机制[22, 23]。从那时起，人们广泛接受了脑脊液是通过蛛网膜颗粒进行通道之间的沟通。然而，这些通道的确切性质，以及脑脊液流入上矢状窦的机制尚不完全清楚[23-29]。最近，其他作者已经证明，淋巴系统在脑脊液吸收过程中可以发挥相当大的作用，可能比蛛网膜颗粒更重要[30-35]。蛛网膜颗粒作为脑脊液的主要途径的作用受到Greitz和Hannerz[31]的强烈质疑，脑脊液流经延髓后部下降并通过前部上升的经典模型也因未能阐明放射性核素在腰部的快速分布和大量聚集而受到质疑。脑脊液流动的动脉模型将更好地解释这些事实和放射性核素在凸面中的积累，以及它在基底池区域和脑实质中的减轻[31]。对于蛛网膜颗粒吸收功能至关重要的是，由于颗粒的发展直到儿童的囟门关闭才发生，颗粒中没有瓣膜机制，标记的白蛋白在注射到腰部脑脊液后不久出现在静脉血中，然后在凸面被检测到，放射性同位素在凸面和腰骶区出现，表明脑脊液交换减少的区域[32]。Greitz认为脑脊液被大脑毛细血管吸收，并通过血管搏动在蛛网膜下腔运输[32]。脑脊液的产生贯穿整个神经系统，尤其是通过脉络丛，而脑脊液的吸收则通过脑毛细血管。他还提出了脑脊液转运、吸收及其参与脑积水形成的流体力学理论。在这个模型中，动脉搏动对于脑脊液的流动过程有着重要作用，从脑脊液离开脑室系统并穿过蛛网膜下腔直到被大脑毛细血管吸收的那一刻起，脑脊液流动以脉动性的方式发生，而不是以水流的形式流动[32]。动脉脉搏在脑脊液流动中的作用与脑脊液室的顺应性和颅内压的测定有关。该模型有以下3个前提：①在生理条件下，动脉脉搏通过动脉顺应性的作用转换为非搏动性静脉血流；②脑脊液通过枕大孔的动态运动是造成颅内动脉扩张的主要因素；③组织流体静力压取决于毛细血管静水压和血脑屏障产生的肿胀压/渗透压梯度[36]。根据Monro-Kellie的学说，在生理条件下，动脉收缩扩张驱动脑脊液通过枕大孔并驱动静脉血液到达静脉窦，压迫静脉和桥静脉从而产生静脉流动。静脉压迫通过扩张心动周期中的静脉毛细血管来增加逆行压力。同时，动脉脉搏波通过 Windkesel 效应（动脉在舒张期释放动脉扩张的弹性势能，在收缩期吸收动脉扩张的弹性势能）扩张毛细血管，将脉动的动脉流转变为连续的毛细血管流。动脉扩张是 Windkesel 效应的关键，取决于颅内顺应性，而颅内顺应性与硬膜囊顺应性和桥静脉压迫直接相关[32]。降低顺应性会增加脑脊液压力，但不足以增加脑脊液吸收所需的血压差。脑血流量减少和毛细血管阻力增加相关的压力差可能是导致脑脊液吸收不良的因素[32]。接受第三脑室底造瘘术或脑室腹腔分流术等治疗的患者的临床改善不仅可以通过增加脑脊液的吸收，还可以通过增加颅内顺应性来实现。第三脑室造瘘可增加脑室流出流量，降低脑室脉压，缩小脑室宽度。这将扩张受压的血管并增加颅内顺应性，扩张的毛细血管将促进血流量增加和脑脊液吸收。同样，该推导将恢复静脉顺应性，因为脑脊液的偏离会导致压缩血管的强制扩张[32]。因此，ETSPR 与大脑半球间裂的脑室交通也可以增加与 ETV 类似的颅内顺应性，允许侧脑室的脑脊液通过脑实质扩张而压缩的脑脊液输出，并通过脉动血流运输穿过蛛网膜下腔，随后通过大脑毛细血管吸收。因此，与 ETV 类似，ETSPR 与半球间裂隙的脑室沟通也可以增加颅内顺应性，通过其对脑实质的扩张和对脑脊液的压迫来实现侧脑室的脑脊液输出并通过脉动流运输的方式通过蛛网膜下腔，随后通过大脑毛细血管吸收。

五、结论

嘴板是人类大脑半球的一个恒定结构，可作为开窗的部位，以沟通侧脑室和大脑纵裂。在内镜下，嘴板可以位于穹窿柱的前方，以室间孔与穹窿柱的界限之前的点作为参考，距离等于室间孔前后直径的 2 倍，位于透明隔的下半部与额角底之间。对与嘴板和大脑纵裂有关的主要解剖学参考资料的研究表明，在所述部位穿刺嘴板是安全的，因为在大脑纵裂中存在一个没有重要解剖结构特别是血管的多角形空间。

参考文献

[1] Fuziki EJT, Dezena RA, Colli BO. Transseptumpellucidumrostrostomy: anatomical considerations and neuroendoscopic approach. Acta Cir Bras. 2011;26(Suppl 2):133–40. https://doi.org/10.1590/S0102-86502011000800025.

[2] Gieger M, Cohen AR. The history of neuroendoscopy. In: Cohen AR, Hains SJ, editors. Minimally invasive technique in neurosurgery: concepts in neurosurgery. Baltimore: MD Williams & Wilkins; 1995. p. 1–5.

[3] Li KW, Nelson C, Suk I, Jallo GI. Neuroendoscopy: past, present and future. Neurosurg Focus. 2005;19(6):E1.

[4] Abbot R. History of neuroendoscopy. Neurosurg Clin N Am. 2004;15:1–7.

[5] Andaluz N, Zucarello M. Fenestration of the lamina terminalis as a valuable adjunct in aneurysms surgery. Neurosurgery. 2004;55(5):1050–9.

[6] Komotar RJ, Olivi A, Rigamonti D, Tamargo RJ. Microsurgical fenestration of the lamina terminalis reduces the incidence of shunt-dependent hydrocephalus after aneurismal subarachnoid hemorrhage. Neurosurgery. 2002;51(6):1403–12.

[7] Kraemer JL, Gobbato PL, Andrade-Souza YM. Third ventriculostomy through the lamina terminalis for intracranial pressure monitoring after aneurysm surgery. Arq Neuropsiquiatr. 2002; 60(4):932–4.

[8] Sindou M. Favourable influence of opening the lamina terminalis and Lilliequist's membrane on the outcome of ruptured intracranial aneurysms: a study of 197 consecutive cases. Acta Neurochir. 1994;127:15–6.

[9] Tomasello F, D'Avella D, de Divitiis O. Does lamina terminalis fenestration reduce the incidence of chronic hydrocephalus after subarachnoid hemorrhage. Neurosurgery. 1999;45(4):827.

[10] Nakao N, Itakura T. Endoscopic lamina terminalis fenestration for treatment of hydrocephalus due to tuberculous meningitis. J Neurosurg. 2003;99:187.

[11] Daniel RT, Lee GYF, Reilley PL. Suprapineal recess: an alternative site for third ventriculostomy? J Neurosurg. 2004; 101:518–20.

[12] Machado A. Neuroanatomia Funcional. São Paulo: A Atheneu; 1988.

[13] Latarjet M, Liard AR. Anatomia humana. 2th ed. São Paulo: Panamericana; 1989.

[14] Lancon JA, Haines DE, Raila FA, Parent AD, Vedanarayanan VV. Expanding cyst of the septum pellucidum. J Neurosurg. 1996;85:1127–34.

[15] Brodal A. Anatomia Neurológica: com correlações clínicas. 3th ed. São Paulo: Editora Roca; 1979.

[16] Comissão de Terminologia Anatômica. Sociedade Brasileira de Anatomia. Terminologia Anatômica Internacional. São Paulo: Editora Manole; 2001.

[17] Citow JS, Macdonald RL. Neuroanatomia e Neurofisiologia: uma revisão. São Paulo: Livraria Santos Editora; 2004.

[18] Gray H, Goss CM. Anatomia. 29.ed. Rio de Janeiro: Guanabara Koogan; 1988.

[19] Kiernam JA. Neuroanatomia Humana de Barr. Barueri: Editora Manole; 2003.

[20] Martin JH. Neuroanatomy: text and atlas. 2th ed. Stamford: Appleton & Lange; 1996.

[21] Türe U, Yasargil GM, Krisht AF. The arteries of the corpus callosum: a microsurgical anatomic study. Neurosurgery. 1996;39(6):1075–85.

[22] Jayatilaka ADP. An electron microscopic study of sheep arachnoid granulations. J Anat. 1965;99(3):635–49.

[23] Yamashima T. Functional ultrastructure of cerebrospinal fluid drainage channels in human arachnoid villi. Neurosurgery. 1998;22(4):633–41.

[24] Bergsneider M, Egnor MR, Johnston M, Kranz D, Madsen JR, Mcallister Ii JP, et al. What we don't (but should) know about hydrocephalus. J Neurosurg. 2006;104(3 Suppl Pediatrics): 157–9.

[25] Conegero CI, Chopard RP. Tridimensional architecture of the collagen element in the arachnoid granulations in humans. Arq Neuropsiquiatr. 2003;61(3-A):561–5.

[26] Davson H, Domer FR, Hollingsworth JR. The mechanism of drainage of cerebrospinal fluid. Brain. 1973;96:329–36.

[27] Fox RJ, Walji AH, Mielke B, Petruk KC, Aronyk KE. Anatomic details of intradural channels in the parasagittal dura: a possible pathway for flow of cerebrospinal fluid. Neurosurgery. 1996;39(1):84–91.

[28] Go GK, Houthoff H, Hartsuiker J, Blaauw EH, Havinga P. Fluid secretion in arachnoid cysts as a clue to cerebrospinal fluid absorption at arachnoid granulation. J Neurosurg. 1986; 65:642–8.

[29] Mawera G, Asala SA. The function of arachnoid villi/granulations revisited. Central Afr J Med. 1996;42(9):281–4.

[30] Boulton M, Armstrong D, Flessner M, Hay J, Szalai JP, Johnston M. Raised intracranial pressure increases CSF drainage through arachnoid villi and extracranial lymphatics. Am J Physiol Regul Integr Comp Physiol. 1998;275(44):889–96.

[31] Greitz D, Hannerz J. A proposed model of cerebrospinal fluid circulation: observations with radionuclide cisternography. Am J Neuroradiol. 1996;17:431–8.

[32] Greitz D. Radiological assessment of hydrocephalus: new theories and implications for therapy. Neurosurg Rev. 2004; 27:145–65.

[33] Johnston M, Zakharov A, Koh L, Armstrong D. Subarachnoid injection of microfil reveals connections between cerebrospinal fluid and nasal lymphatics in trh non-human primate. Neuropathol Appl Neurobiol. 2005;31(6):632.

[34] Mollanji R, Bozanovic-Sosic R, Zakharov A, Makarian L, Johnston MG. Blocking cerebrospinal fluid absorption through the cribriform plate increases resting intracranial pressure. Am J Physiol Regul Integr Comp Physiol. 2002;282:1593–9.

[35] Papaiconomou C, Bozanovic-Sosic R, Zakharov A, Johnston M. Does neonatal cerebrospinal fluid absorption occur via arachnoid projections or extracranial lymphatics? Am J Physiol Regul Integr Comp Physiol. 2002;283:869–76.

[36] Bergsneider M, Alwan AA, Falkson L, Rubinstein EH. The relationship of pulsatile cerebrospinal fluid flow to cerebral flow and intracranial pressure: a new theoretical model. Acta Neurochir. 1998;71(Suppl):266–8.

推 荐 阅 读

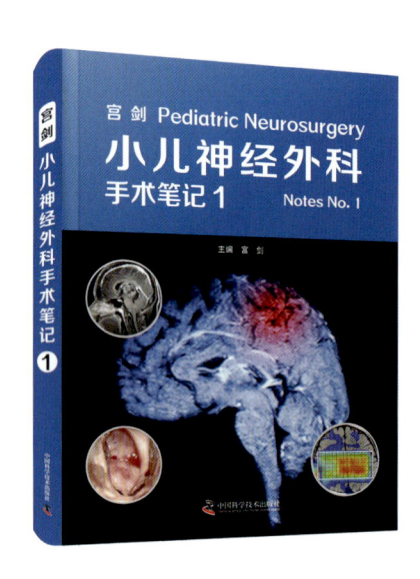

主编　宫　剑　　定价　118.00元

　　宫剑教授专注于儿童颅内肿瘤及各类先天性疾病外科治疗近 20 年，带领团队每年完成手术千余例，无论数量及质量均达到国际先进水平。本书上篇从每年千余临床病例中精心挑选出 50 例典型病例，详细介绍了患儿的主诉、临床症状和体征、术前术后影像学特点、手术操作要点、术后病理及蛋白基因检测结果、术后转归等，结合国内外最新研究进展，总结出该病种的治疗经验与手术体会；下篇则汇总了宫剑教授自 2020 年 6 月以来接受神外新媒体的多次访谈，就小儿神经外科常见疾病天坛诊疗规范进行了详细解读。本书是第一手临床资料的总结，实用性强，适合作为日常临床诊疗工作的参考资料，也适合广大患儿家长参考阅读。

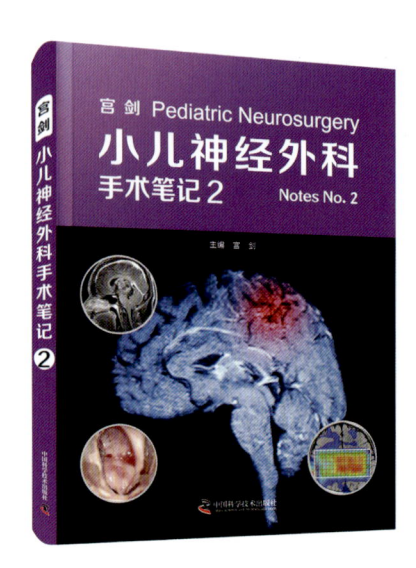

主编　宫　剑　　定价　118.00元

　　本书由北京天坛医院小儿神经外科主任宫剑教授主编，是继《宫剑小儿神经外科手术笔记 1》之后，宫剑教授及其团队"十年十部手术笔记"出版计划中的第 2 部。宫剑教授专注于儿童颅内肿瘤及各类先天性疾病外科治疗近 20 年，带领团队每年完成手术千余例，数量及质量均达到国际先进水平。本书上篇为每年千余例临床病例中精心挑选的 50 例典型病例，详细介绍患儿的主诉、临床症状和体征、术前术后影像学特点、手术操作要点、术后病理及蛋白基因检测结果、术后转归等，结合国内外最新研究进展，总结出该病种的治疗经验与手术体会。下篇则汇总了宫剑教授及马振宇主任接受神外新媒体的最新访谈，就部分病例的天坛诊疗规范进行了详细解读，对小儿神外的历史进行了系统回顾。本书是第一手临床资料总结，实用性强，适合作为日常临床诊疗工作的参考资料，也适于广大患儿家长参考阅读。